疗愈经济

沈君 著

HEALING ECONOMY
THE COMPLETE HEALING SOLUTION
PROVIDED BY YUDAO

复旦大学出版社

前　言

　　2023 年 6 月，我们举办了第一届艺术疗愈节，当时的人流超乎预期。作为场地方的德必易园非常满意，因为对于一个园区来说，需要人流来带动人气；参与疗愈节的疗愈提供方也非常开心，因为短短的两天里，他们获得了自己需要花一个月甚至半年才能招到的客户；参与疗愈活动的人也甚是欣喜，因为他们需要这样的空间和服务让自己得到放松和疗愈，他们最多的感叹就是："原来疗愈还有这么多的花样啊！"

　　2023 年 8 月，我们受高端营地 Anco 的邀请，举办了第二届艺术疗愈节，其间邀请了艺术家现场泼墨、举办私人化的团体疗愈以及篝火晚会，所有参与者都自发地在自己的朋友圈里写"小作文"，出现频率最高的词就是"疗愈真好"。

　　2023 年 9 月，我们在上海北外滩的百空间永兴仓库举办了第三届艺术疗愈节。在艺术展上，许多艺术爱好者驻足超过一小时欣赏艺术画作，被这些艺术画作疗愈；在疗愈集市上，许多非遗产品和疗愈体验摊位前都排起了长龙；在疗愈工作坊中更是有许多房间"人满为患"；在晚上的星空音乐会上，近百人坐在一起，遥望着上海地标性的建筑——东方明珠电视塔、上海中心大厦、上海环球金融中心和金茂大厦，共同冥想与舞动。许多人事后激动地和我们说："这刷新了我对疗愈的认知。"

2023年11月，我们在广州网红打卡地西坊大院举办了第四届艺术疗愈节，短短两天时间里，提供了超30家疗愈工作坊，超40种品类的疗愈手工艺品与全世界各地的独特乐器，6位国内外知名艺术家以"疗愈生活，城市减压"为主题举办了艺术展，可谓一场视觉、听觉、触觉、嗅觉的疗愈盛宴。虽然在疗愈节举办期间遭遇一场大雨，但根本无法熄灭来自全国各地的疗愈爱好者的热情，许多人驱车数小时从佛山、深圳、福州等地赶来，更有上海、天津、湖南等地的疗愈爱好者乘飞机前来，像这样短时间内的超大人流，对于网红打卡地来说也是极为罕见的。

2024年1月，我们在上海阿纳迪酒店举办了"愈到·全球疗愈峰会"，邀请了全球各地的疗愈行业专家分享及探讨疗愈行业的发展。作为一场收费的峰会，最低票价为2 800元，VIP票价为6 800元，现场嘉宾竟然超过350名。由于人数过多，因此在峰会开始前一天已经关闭了报名通道，但还是有许多人直接来现场要求入场，可见大家对于疗愈的认可程度之高。

在本书完稿前，短短的半年时间里，我们举办了四届线下疗愈节和一届疗愈峰会，以上海作为根据地，走向了全国，走向了全球。许多行业前辈都说我们跑得很快，但对于我们来说，这半年时间并不是我们"跑"得很快，而是我们被"推"着跑。

自第一届疗愈节之后，几乎每天都有疗愈提供方或者客户询问

"你们下一届是什么时候?";几乎每周都会有合作的需求,"我这边有场地,你们可以来办疗愈节吗?";也有很多采购的需求,"我公司想在下个月定制一场疗愈活动,你们有空吗?"。出乎我们意料的不是这些需求,而是这些需求来得这么快。原本预想的是用一年时间让大家接受疗愈,想不到仅仅半年,场地方、疗愈提供方、客户和企业都开始追着我们:许多空间方希望我们出策划案,帮助他们打造"疗愈空间";许多乡村振兴的村子希望我们帮他们打造"疗愈村";许多文旅局也邀请我们去帮助他们打造"疗愈景区"。大量的需求导致我们被"推"着跑。

"疗愈",作为一个概念,被许多人追捧和看好。以"疗愈"为核心的产业带动的所有经济活动都可以被称为"疗愈经济"。但鲜有人能够把整个疗愈经济看明白,说清楚。一位疗愈行业的老前辈对我说:"你已经举办了规模盛大的全球疗愈峰会,现在没有人能比你更适合去讲透'疗愈经济'了。"正是这样的提醒,让我意识到我的责任重大,面对现在较为混乱的疗愈市场,的确需要一本能讲透"疗愈经济"的书来帮助大家梳理思路,将"疗愈"这个概念变成一个产业,创造经济价值,甚至拉动经济。

目 录

1 疗愈行业的现状

2 疗愈提供方的商业模式

3

疗愈是空间方蓬勃发展的利器

4

周边厂商通过疗愈共同繁荣

5

疗愈服务方的黄金时代

6 疗愈市场的未来与展望

1

疗愈行业的现状

1.1 疗愈和疗愈经济

《中国城镇居民心理健康白皮书》发布的一系列数据显示，中国城镇居民心理健康状况不容乐观，73.6%的城镇居民处于心理亚健康状态，存在不同程度心理问题的城镇居民有16.1%，而心理完全健康的城镇居民仅为10.3%。[1]

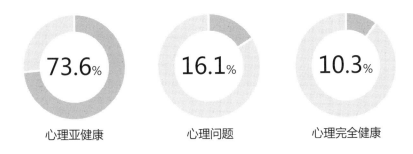

73.6%	16.1%	10.3%
心理亚健康	心理问题	心理完全健康

2019年初，笔者投身疗愈行业，并非因为看到了《中国城镇居民心理健康白皮书》的数据，而是发现身边需要得到心理慰藉的人特别多，不管是企业高管还是普通的公司白领，他们都有着不同的压力来源，时而为自己的事业发展而担忧，时而为自己的生活平衡而苦恼，时而为孩子的学业发展而焦虑，时而为父母的身体健康而忧心。

1　https://www.quanjiao.gov.cn/public/161055024/1110641082.html.

　　这些处于心理亚健康状态的人大多对"心理"这个词有所忌惮，感觉如果去看心理医生，就是心理出现了问题。他们往往认为心理问题等同于心理疾病，不由得讳疾忌医，所以许多从欧美回国的心理学专家到了中国就会感叹："在国外，心理诊所就和牙医诊所一样，随处可见，但是在国内，心理诊所比宠物医院还要少。"

　　正是大家对于"心理"这个词的抵触，使得"疗愈"这个词更受欢迎，它介于"有心理问题"和"正常"之间，即人们觉察到自己处于"淤堵"的状态，比如有轻度的郁闷难受等，但还不到有心理问题的程度，此时他们就需要通过"疗愈"来让自己恢复到正常状态。

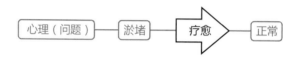

　　什么是淤堵状态呢？传统的看法就是紧张、压力、悲伤、痛苦、怨恨、后悔等情绪堵塞物淤积在心口就形成淤堵状态。这些堵塞物会让人们感觉心情不畅，久而久之就会引发胸闷、气短、头疼甚至其他更严重的疾病。而疗愈就是使用各种手段清理堵塞物，从而让内心从淤堵恢复到正常。

　　这种对"疗愈"的传统定义，笔者并不完全赞同，它仅仅将疗愈定义为清理淤堵、让内心通畅的过程较为狭隘，忽略了疗愈的另一面：让心灵状态变得更有力。

　　Alice是一位上海的高级白领，在上完一天班之后，她回到家中，穿着舒适的睡衣，听着优美的音乐，躺在床上漫无目的地刷着短视频。她知道自己应该早点睡，也知道这些短视频并没有什么营养，对她的生活和工作都没有帮助，过了一小时之后，这些短视频的内容她都不会记得，但她就是不想睡觉。

Alice的状态是许多都市白领的缩影，躺在床上刷短视频的她，并没有紧张的情绪，也没有压力，更没有悲伤和痛苦，只是内心总觉得缺少了什么可以让自己的心灵状态更有力的东西。而此时她很需要"疗愈"一番，也许是拿出手碟即兴弹奏一曲，或者是听一段悠扬的颂钵音乐，只要10分钟时间，她就会非常满意地深吸一口气，然后笑着进入梦乡。所以**疗愈不仅可以清理淤堵、让内心恢复正常，而且可以让人们的心灵状态更有力。**

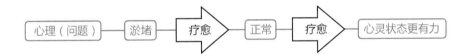

疗愈的定义很宽泛。还是以Alice为例，如果她拨通自己小姐妹的电话聊5分钟，能让自己的心灵状态变得有力，那么这个聊天过程自然也可以被称为疗愈。所以市场中不断涌现出各种疗愈的品类，常见的有绘画疗愈、舞动疗愈、芳香疗愈等，甚至传统的按摩、足疗等都是疗愈，因为它们都可以在一两个小时里，让客户淤堵的心理得到通畅，甚至是让心灵更有力。除此之外，所有的运动，比如瑜伽、游泳、跑步、骑行、登山、徒步和高尔夫等，也都可以被称为疗愈，因为在运动中身体产生多巴胺，而多巴胺可以让人脑产生愉悦的感觉，及时缓解人的压力，这完全符合疗愈的定义：清理淤堵，让内心恢复正常，让心灵状态更有力。

围绕"疗愈"的一系列产品和服务已经成为现代都市中不可缺少

的部分。而这些与疗愈相关的产品和服务带动的所有经济活动，被称为"疗愈经济"。

2021年6月，第一财经商业数据中心（CBNData）对962名人员进行了线上调研，数据显示有50%的人会选择按摩、瑜伽和冥想等疗愈活动来缓解心理压力与焦虑。

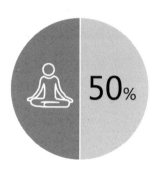

由全球性咨询公司贝恩公司发布的《八大经济模式引领未来消费新增长》总结出未来消费的八大经济模式，即创作者经济、新家庭经济、新银发经济、大健康经济、疗愈悦己经济、人口迁徙经济、可持续经济和智能经济[1]，疗愈经济就在其中。

2023年5月，全球健康研究所的报告《全球健康经济：超越新冠病毒》预测，全球疗愈经济会以每年约10%的速度增长，到2025年，疗愈经济的市场规模将达到7万亿美元。[2]

各种各样的报道和数据都在追捧疗愈经济，疗愈经济确实在近年来呈现出蓬勃发展的趋势。随着社会压力的增大和人们对健康的关注度提高，疗愈消费市场不断扩大。

---

1   http://ccpit.nanjing.gov.cn/jmzx/202307/t20230714_3962133.html.

2   https://finance.sina.com.cn/7x24/2023-05-06/doc-imysuuwe3107346.shtml?cref=cj.

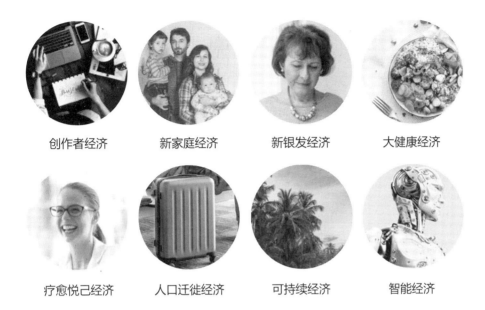

创作者经济　　　　新家庭经济　　　　新银发经济　　　　大健康经济

疗愈悦己经济　　　人口迁徙经济　　　可持续经济　　　　智能经济

　　首先，疗愈经济的发展与现代人的生活方式和价值观密切相关。在快节奏、高压力的现代社会中，很多人面临着身心俱疲的问题。疗愈经济正是适应了这种需求，通过提供放松身心、缓解压力的产品和服务，帮助人们释放压力、调整心态。

　　其次，随着消费升级和人们对健康的关注度提高，疗愈消费市场不断扩大。消费者对身心健康的需求越来越强烈，并愿意为高品质的疗愈产品和服务买单。同时，技术的进步也为疗愈经济的发展提供了有力支持，如虚拟现实技术、智能健康设备等在疗愈领域的应用，为消费者提供了更加便捷和个性化的服务。

1.2　世界各国的艺术疗愈发展历程 [1]

疗愈是清理淤堵、让内心恢复正常，以及让心灵状态更有力的过程。按照这个定义，和好朋友聊天可以达到这个效果，穿上运动鞋去户外走一圈也有同样的功效，甚至是去足疗店捏个脚也能疗愈自己。为了区别于这些项目，"疗愈"这个词往往会在前面添加"艺术"二字，也就是"艺术疗愈"（Healing Art）。常见的绘画疗愈、舞动疗愈、音乐疗愈都属于艺术疗愈的范畴。人们口中常说的"疗愈"，往往是指艺术疗愈。

要全面地洞悉疗愈经济，了解疗愈的历史是必不可少的，更准确地说，是要了解艺术疗愈的发展历程。

艺术疗愈最早起源于西方国家，由表达性艺术治疗的分支演化而成。目前，国内有许多人混淆了艺术治疗、疗愈艺术和艺术疗愈的界限。

"疗愈艺术"这个名称最初由意大利米兰布雷拉美术学院提出，其主张人人都可通过艺术进行自我关怀。疗愈艺术整体偏艺术专业，该学科的重要特点是从现象学的维度出发，以经验为基准，阐述和分析

---

1 周彬，崔巍，许嘉城等.艺术疗愈概论［M］.北京：中国纺织出版社有限公司，2023：2，16-20，117，129，144，169.

方法论，从而建立起疗愈艺术学科全新的理论基础。疗愈艺术与艺术治疗、艺术疗愈的关系非常小，而艺术治疗（Art therapy）与艺术疗愈这两者的关系却非常密切。

艺术治疗是将艺术作为手段，以治疗为目的，以来访者的需求和偏好为中心，通过艺术治疗师与来访者的互动，有效改善或促进来访者个体发展的治疗性活动。艺术治疗的治疗场所一般为诊所、医院和心理咨询室等。

20世纪30年代，玛格丽特·南姆伯格明确提出了"艺术疗法"这一概念，成为美国艺术治疗之母，她强调治疗师要鼓励来访者自由绘画，并开展自由联想式的阐释活动，进而表达和疏导内心动力。她认为"艺术创造过程是无意识与意识之间的桥梁，艺术可将内心世界投射为视觉现实"。作为弗洛伊德与荣格的追随者，南姆伯格将艺术融入心理治疗中，以探索潜意识的奥秘。在南姆伯格及其他早期探索者如艺术家伊迪丝·克雷默（Edith Kramer）等人的推动下，艺术治疗在美国逐渐发展起来，并迅速延伸到各个发达国家。

1942年，英国艺术家阿德里安·希尔（Adrian Hill）在疗养院因结核病休养时发现了绘画的治疗功效。于是开始向病友们教授绘画和推荐艺术作品，以帮助结核病人恢复和治疗。后来希尔与英国红十字会图书馆合作，向更多病患讲解和传播其理念。其中包括因第二次世界大战遭受心理创伤的士兵们。通过绘画呈现这些伤员压抑在潜意识中的情感与冲突，有助于其恢复在战争中受到的创伤。

1946—1950年，英国的爱德华·亚当森（Edward Adamson）将艺术治疗的方法引入精神病院，并独自领导该项目。亚当森是英国一家精神病院尼德涅医院（Netheme Hospital）的艺术治疗项目小组成员，直到1981年退休，亚当森一直在尼德涅医院从事艺术治疗的实践。三十多年间他借助艺术表达治疗救助了数百人，共创作了约6万件作品，包含绘画、陶瓷、雕塑等。由于亚当森的贡献和先驱作用，他被称为"英国艺术治疗之父"。经过这一系列动作，艺术治疗在英国逐渐壮大。

20世纪50年代，伊迪丝·克雷默（Edith Kramer）提出了艺术治疗是一种辅助性的心理治疗，可以使患者在不干扰其防御机能的同时合理发泄存在于潜意识中的内容。

20世纪50年代后期，著名教育家维克多·罗恩菲德（Viktor Lowenfeld）发展出绘画发展阶段说，开创艺术教育治疗的新模式。

1960年，美国音乐治疗协会（American Music Therapy Association, AMTA）成立。

1961年该领域的权威理论杂志《美国艺术治疗杂志》（*American Journal of Art Therapy*）创刊。

1964年，英国艺术治疗师协会（British Association of Art Therapists, BAAT）成立。

1965年，美国舞蹈治疗协会（American Dance Therapy Association, ADTA）成立。

1969年，美国全国性的专业组织——美国艺术治疗协会（American Dance Therapy Association, AATA）成立，该协会负责协调全美的艺术治疗项目，组织年度学术研讨会。这是美国乃至全世界艺术治疗发展的里程碑，标志着艺术治疗作为一种心理疗法的地位得到确立。美国学界将艺术与医学结合，再加上与哲学、美学、社会学、心理学、人类学等学科的相互交叉，形成了内涵丰富的边缘学科。它包含两个方面：一是医生把艺术手段用于医学治疗，这就是艺术疗法，常用的有音乐治疗、舞蹈治疗、书画治疗等；二是医学为艺术家服务，用于治疗艺术工作者在文化艺术活动中患上的形形色色的职业病，如音乐医学、舞蹈医学、表演医学、嗓音医学等。艺术治疗成为一门新兴的促进人类身心健康的学科，有着广泛的开发、研究和运用的前景。美国艺术治疗协会有研究报告指出，艺术治疗有两大主要取向：一是艺术创作即治疗，因为创作的过程可以缓和情绪上的起伏冲突，并有助于自我认识和自我成长；二是艺术用于心理治疗，即把艺术应用在心理治疗方面，所产生的作品和作品里的一些联想，对于个人维持内心世界与外在世界平衡有极大的帮助。

20世纪70年代，科维亚科夫斯卡（Kwiakowska）将艺术疗愈与家庭治疗相结合，将艺术引入非正常人团体。

在教育层面，艺术治疗在美国高校中也迅速得到推广：早在20世纪70年代，著名的芝加哥艺术学院首次开设艺术治疗的硕士课程。在这之后，美国多家大学相继设立了相关的课程和项目，并授予相应的学士、硕士和博士学位。目前全美已有27个得到认证的艺术治疗硕士点。英国的艺术治疗教育也覆盖了本科和硕士阶段，并得到英国相关部门的认可，毕业后可在医院、心理诊所或其他社会机构从事艺术治疗的相关工作。

进入21世纪，美国纽约大学下设的艺术和医疗卫生两大学院联合开设了艺术疗愈专业，本着以人为本的宗旨，以跨学科的视觉艺术实践和当代心理分析理论方法为指导，以当今出现的广泛性心理疾病研究为基础，进行艺术疗愈。其主张是：第一，艺术疗愈给参与者提供了一个安全的港湾去表达隐藏的情感，艺术创作不存在对错，正如我们的情绪也没有对错，都值得被尊重和理解；第二，艺术疗愈是一种基于非语言的表达，更容易避开人类的自我保护机制，从而表达出我们内心真实的感受和想法；第三，参与者能通过艺术创作更加了解自己的潜意识，从而获得启发及明白生命的意义；第四，艺术疗愈促使左右脑平衡发展，创作过程可以越过左脑逻辑思维的主导，促使右脑的发展，进而实现平衡发展；第五，艺术疗愈同时包含了感知训练，允许参与者选择不同的形式进行交流，如视觉、触觉、肢体运动或者更多的形式，参与者不仅能被听到，更能从他们的作品中被看到。

　　由此可以看出，现在的艺术疗愈就是从过去的艺术治疗逐步演化而来的，其完整的演化路径如下图所示。

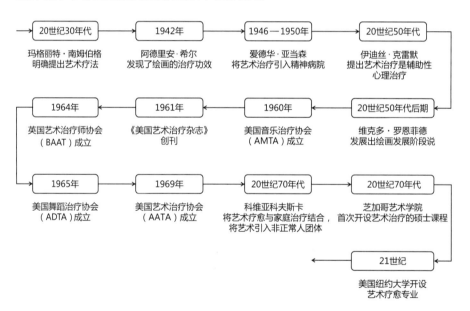

　　艺术疗愈中最为常见的是音乐疗愈、舞动疗愈、心理剧疗愈、绘画疗愈和摄影疗愈，了解它们的发展历程有益于我们了解世界各国艺术疗愈的发展。音乐疗愈始于1789年，它在世界各国的发展时间顺序如下图所示。

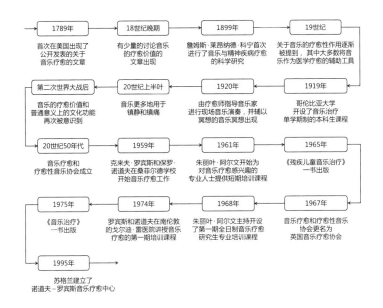

近代舞动疗愈始于1942年，它在世界各国的发展时间顺序如下图所示。

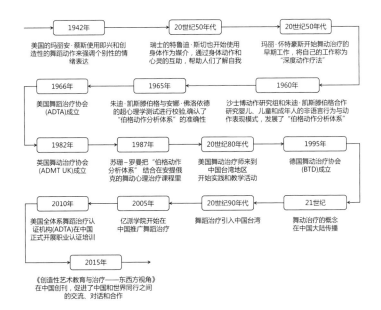

戏剧（心理剧）疗愈始于1909年，它在世界各国的发展时间顺序如下图所示。

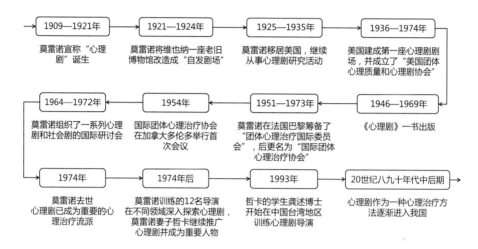

绘画疗愈在世界各国的发展时间顺序如下图所示。

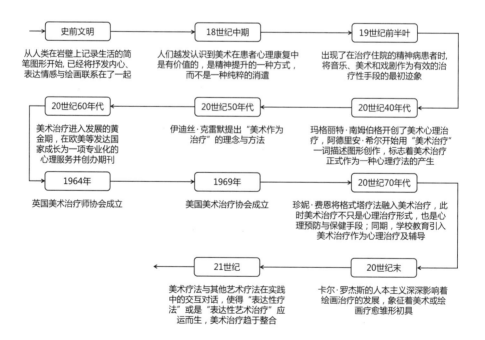

照片治疗始于1852年，它在世界各国的发展时间顺序如下图所示。

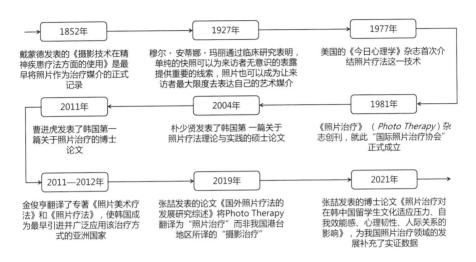

从艺术治疗演化到艺术疗愈并不是一蹴而就的，随着时间的推移，艺术治疗发生了4个变化（如下图所示），才孕育出了艺术疗愈。

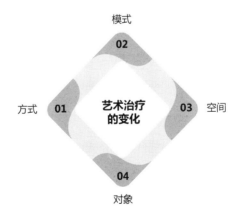

第一，方式的拓展。除故事疗法、雕塑疗法、戏剧疗法等已逐渐成熟之外，科技进一步催生出更新的疗法，比如影视疗法，即利用先进的影像艺术来营造逼真情境，增强治疗效果。而VR、AR等最新技术作为艺术载体也开始见于心理治疗方案之中；又如照片疗法，则通过个人手机中海量的图片，运用叙事的理论，让来访者讲述不同主题的故事，从而建立多维立体的连接关系。通过关系的建立，促进来访者的认知、体验发生变化，以期达到疗愈的功效。

第二，模式的改变。比如艺术治疗小组的出现，突破了"一对一"的"医生-患者"的模式，转而变成了"一对多"甚至是"多对多"的模式。

第三，空间的变化。治疗的场所由先前公共的、中性的场合如医院等逐渐过渡到更为日常、私密的生活场所，如私宅、会所、课堂等。

第四，对象的变化。由于方式和空间的变化，治疗的对象已由病患向亚健康甚至健康人群转化。

基于艺术治疗以上的四大变化，有许多专家提出艺术治疗已经向艺术疗愈转化，从美国艺术治疗协会对艺术治疗定义的更新也能发现这种变化的趋势。美国艺术治疗协会在20世纪80年代对艺术治疗的定义是"艺术治疗提供了非语言的表达和沟通机会"，当下则将其定义为"一种综合的心理健康和人类服务学科，通过积极的艺术创作和应用心理学理论，丰富个人、家庭和社区生活"。可见，艺术治疗已从主要关注对象个体延展到其与周边环境进行有效互动。

艺术治疗的定义

艺术治疗提供了非语言的表达和沟通机会

↓

一种综合的心理健康和人类服务学科，通过积极的艺术创作和应用心理学理论，丰富个人、家庭和社区生活于是艺术疗愈应运而生。艺术疗愈跳出了医生和患者之间的局限，将艺术治疗的方式方法介绍给了普罗大众。随着艺术疗愈方式的多元发展，疗愈媒介、疗愈技术的创新使越来越多的人开始接受并喜欢上了这一跨界的"滋养"模式。

更进一步来说，艺术疗愈横跨了艺术和心理两大领域，将艺术活动与心理治疗相融合，在心理治疗的过程中发挥艺术的独特优势，帮助人们在艺术创造过程中，或者在参与艺术活动的过程中，发现自我、整合自我，从而达到身心合一，构建自我同一性；或释放压力、放松身心，达到自我调节；抑或通过团体、社群的互动表达情绪，倾听他人的分享，收获共情与鼓励，从而获得社群支持。

艺术疗愈作为一种辅助性的心理治疗方式，与常规心理治疗中的语言沟通不同，其使用艺术特有的语言，以创作的形式，通过多种媒介手段（如音乐、舞蹈、戏剧、绘画等方式），用非传统的语言方式，使疗愈对象沉浸于艺术的创造之中。阿兰·德波顿（Alain de Botton）和约翰·阿姆斯特朗（John Armstrong）在《艺术的慰藉》一书中提出了艺术的七项功能：记忆、希望、哀愁、重获平衡、自我认识、成长和欣赏（如下图所示）[1]。这七项功能对于疗愈对象来说本身就是一个治愈的过程，再加上艺术疗愈师对各种艺术语言的解读或与疗愈对象的交流，可以使之得到整合与放松，深入本真，触摸心灵，把握情感的内核，以起到疗愈的作用。

1　阿兰·德波顿，约翰·阿姆斯特朗.艺术的慰藉［M］.陈信宏，译.武汉：华中科技大学出版社，2019：7.

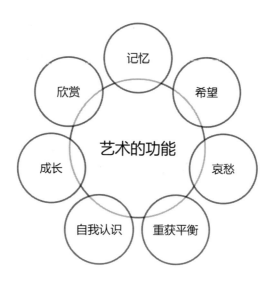

1.3 中国艺术疗愈的发展现状[1]

国内的艺术疗愈起步比国外晚。然而，随着人们对身心健康需求的日益增长，以及社会对于心理健康的关注度不断提高，国内的艺术疗愈也正在逐渐兴起和发展。

1989年，中国音乐学院开始招收音乐治疗专业的学生，是国内最早的音乐治疗专业。

2004年，孟沛欣教授发表国内第一篇艺术治疗领域的博士论文，并率先在中央美术学院开设艺术心理工作室；中国台湾地区艺术治疗学会成立。

2005年，中国台湾地区第一个艺术治疗课程在台北市立教育大学开设。华人艺术治疗联合会（CAAT）则是由中国香港、澳大利亚、美国等地注册艺术治疗师组成的专业性、行业性、权威性、非营利性的社团组织，机构设置于中国香港地区。

2008年，中央美术学院开始招收艺术心理学和艺术治疗硕士研究生。2021年，艺术中国"用艺术治愈——中央美术学院艺术管理学院与桥爱合作艺术治疗项目"正式启动，社团组织、机构设置于中国香

---

1 周彬，崔巍，许嘉城等.艺术疗愈概论［M］.北京：中国纺织出版社有限公司，2023：2，16-20，117，129，144，169.

港地区。

2014年，香港创意艺术资料中心成立。

2016年，中国美术学院开展艺术治疗教育实践活动，中国表达艺术治疗协会在武汉成立。

2017年，中国美术学院李梅、竺照轩主编出版《美育践行——艺术治疗教育行动研究》。

2018年，中国美术学院开设艺术疗愈实践研究工坊。

2019年，中国美术学院召开"美愈益心"艺术心理治疗案例展暨学术研讨会，并且不断拓宽深化艺术治疗相关的产学研项目；中山大学以林帝浣教授为主导，于中山大学孙逸仙纪念医院开辟了"人文艺术治疗科"，目前还处于实验阶段；深圳大学艺术学部成立艺术疗愈中心。

2020年，上海刘海粟美术馆举办"疗愈艺术"展览，开启了艺术与内心的交流。

2021年，山东大学艺术学院与山东省精神卫生中心在精神卫生领域校医共建的"艺术治疗人才培养中心"成立。

2022年10月，同济大学艺术与传媒学院成立艺术疗愈研究中心。

欧美国家从20世纪70年代起就已经形成了较为完善的艺术疗愈跨学科体系，国内关于艺术疗愈的论文发表于2016年以后，起步较晚[1]。知网上自2016年以后与疗愈相关的文献数量才有了显著增长，国内的相关论坛活动也集中在2019年以后，各活动的举办时间与主旨如下表所示。

---

[1] 叶培结，余瑾.艺术疗法概论［M］.合肥：安徽大学出版社，2019：4.

活动/项目名称	时间/地点	主　旨	相关单位
"美愈益心"艺术心理治疗案例展暨学术研讨会	2019年5月16日 中国美术学院	旨在推动学科融合，探索艺术在自我疗愈、心理治疗中的功能和实践意义。当天，中国美术学院和浙江省立同德医院联合成立"艺术心理治疗科研中心"，在艺术心理治疗领域开展项目、科研、实践、推广等全方位合作和研究	中国美术学院 浙江省立同德医院
2019艺术治疗国际论坛	2019年11月1至3日 中央美术学院	提供一个文化共融、人才荟萃的互动交流平台，将色彩、文化与大爱共冶一炉，让来自世界各地的艺术治疗师及其研究成果在此交流碰撞	中央美术学院艺术管理与教育学院 北京桥爱慈善基金会 叙事绘画治疗学院
用艺术治愈——央美艺管学院与桥爱合作艺术治疗项目	2021年5月21日 中央美术学院	合作成立研究中心，为中国培养出更多专业过硬、能力出众的艺术治疗专业人士，支持他们通过公益、商业、社会服务等多种形式成就自己，服务社会	中央美术学院艺术管理与教育学院 北京桥爱慈善基金会
"艺术×设计×心理"跨学科实验艺术项目—第二回展	2022年3月26日 四川大学美术馆	如何让这个社会和社会中的个人的心理健康状况变得更好	四川省心理卫生协会 四川大学艺术学院 华西医院心理卫生中心 四川大学美术馆 四川大学艺术与医学健康研究中心
四川美术学院＆智星康儿童医院共建"艺术疗愈"实践教学基地	2022年6月1日 智星康儿童医院	为"艺术疗愈实践教学基地"揭牌，并就"艺术疗愈"进一步帮助特需儿童的康复进行了深入沟通	四川美术学院 智星康儿童医院

（续表）

活动／项目名称	时间／地点	主　旨	相关单位
"美愈益心"第二届艺术心理疗愈学术研讨会	2022年6月10日 线上	围绕"艺术疗愈在高校心理育人工作中的应用",通过云端会议云平台跨地域在云端进行交流研讨	中国美术学院
2022年"艺术·复元"世界精神卫生日主题宣传及线下"艺术疗愈"体验活动	2022年10月 上海市朵云轩艺术中心	治疗师带领大家通过音乐、绘画、芳香、手工四大疗法沉浸式体验修复艺术疗愈,在艺术中开放感官,感知环境中的积极信息,觉察自身,促成对身心的疗愈	上海市徐汇区卫生健康委员会 徐汇区残疾人联合会
"以艺为媒,以美为介"2022艺术疗愈国际研讨会	2022年10月28至29日 同济大学	围绕"艺术疗愈与教育方法""艺术疗愈的跨学科融合""艺术疗愈的多媒介实践""艺术疗愈"后疫情时代下的艺术疗愈"四大方向,分享实践经验,挖掘艺术与心理学科的新增长点	同济大学艺术与传媒学院
2023艺术治疗师多元艺术交流会 大象无形:艺术治疗与社会介入	2023年2月18至19日	以"大象无形"为主题,以"艺术治疗、社会介入"为副标题,共享艺术治疗的多样性与包容性,呈现在不同文化和理论框架下的治疗实践,打造文化交融、人才荟萃的互动交流平台	中央美术学院艺术管理与教育学院 黄晓红叙事绘画治疗学院
"艺起心动,约绘春天"系列心理疗愈活动	2023年2月27日 华中师范大学美术学院	通过触觉、视觉、听觉等官感,感受春天的美好,释放内心潜在压力,引导学生通过艺术创作来表达情绪,舒缓压力,呵护学生身心健康	华中师范大学美术学院

（续表）

活动/项目名称	时间/地点	主 旨	相关单位
中澳艺术治疗学术交流会	2023年3月18日 线上	探讨艺术治疗语境下展览活动的策划，展开的理念与实践，艺术治疗如何在艺术、医学、科技、教育四个维度进行跨界融合，以及善用艺术治疗的力量，为社会发展、社会合作达成更美好的图景	中央美术学院艺术管理与教育学院 澳大利亚桥爱慈善基金会
"未·未来"国际教育论坛开放课——超级容器：艺术疗愈与未来	2023年4月10日 线上线下	以教育革命、人才培养、生态向度、艺术科学、未来福祉、创新赛道为分主题，通过对传统教育思想和模式的反思，审视教育的新方位、重塑教育的新思维和新方法，在思维的碰撞中激发面向未来的艺术设计教育思想与超感未见的艺术设计教育思维	中央美术学院设计学院
愈到·全球疗愈峰会	2024年1月6至7日 上海阿纳迪酒店	共建疗愈市场、共享疗愈经济	愈到集团

针对中外疗愈的差异，澳大利亚米尔塔波拉大学的学术交流部负责人托马斯（Thomas）在2024年1月6日举办的"愈到·全球疗愈峰会"上做了相关主题的发言。

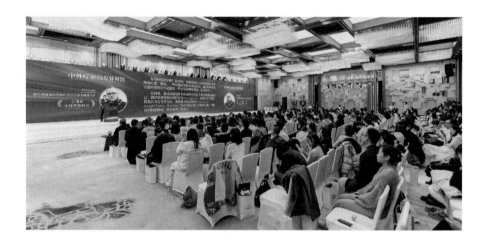

托马斯需要经常在澳大利亚、美国和中国之间来回出差，他发现，在中国，很难找到专门的应用程序来帮助他疗愈。而在国外，可以使用许多应用程序进行专业冥想并疗愈自己。除此之外，中国传统文化认为，治疗需要医生和患者的共同努力，患者需要积极配合医生的治疗建议，但是在美国和澳大利亚，治疗更加强调患者的自主性和参与性，通常由专业心理咨询师提供心理支持。这表明西方国家在寻求精神慰藉和疗愈方面更强调自主。在澳大利亚和美国，看心理医生是很常见的。人们每年需要看两到三次心理医生。然而在中国，却很难看到心理咨询机构。

疗愈作为人类的共同需求，无论是在中国还是西方国家，对所有人都是必要的。深入了解中外疗愈行业的差异，有助于我们开阔视野、增进文化交流与合作，促进我国的疗愈行业发展。

1.4 疗愈经济全景图

针对疗愈经济，经济学家更注重经济活动和市场趋势，他们可能认为疗愈经济是一种新兴的消费现象，具有商业价值和市场潜力。而社会学家则更关注社会现象和人们的心理健康，他们可能认为疗愈经济是应对现代社会压力的一种方式，有助于改善人们的身心健康和促进社会的和谐发展，根据笔者多年的实战经验，发现在疗愈经济中有7个角色，分别是个体用户、群体用户、空间方、疗愈提供方、周边厂商、疗愈服务方和主管部门，而这7个角色组成了"疗愈经济全景图"（如下图所示）。

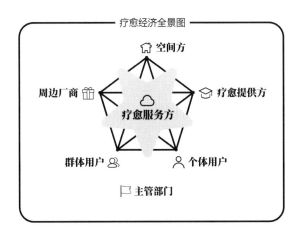

个体用户就是每个需要被疗愈的个体，网上曾传言中国需要心理干预的人数估计达到1.9亿人，按中国总人口14亿来粗略计算，近1/7

的人需要心理干预，需要心理干预比需要疗愈更为严重，也就是说，需要疗愈的用户远不止这些。虽然"1.9亿人"这个数据的出处我并未找到，但是我身边的人远不止1/7的人需要疗愈——打开手机通讯录，随便打电话问一个朋友："晚上睡得好吗？有没有因为什么事情翻来覆去睡不着啊？心情有没有很烦恼或者很郁闷啊？需要疗愈一下吗？"我敢说，至少一大半的人会给出肯定的答复。

人作为一个群居动物，必定离不开群体，群体用户在疗愈经济全景图中也是不可缺少的一部分，不管是企事业单位、协会、商会还是社群，他们都是由个体用户组成的。群体用户会为了个体采购疗愈服务，特别是一些大型企业会使用培训费和工会费来进行批量采购，这样除了能够缓解个体用户的压力，还能让用户有更好的心灵状态，从而增强组织的凝聚力。

个体用户和群体用户是疗愈服务的直接购买者，有了购买需求，就自然会有疗愈提供方。疗愈提供方最常见的就是疗愈师，比如绘画疗愈师、舞动疗愈师、芳香疗愈师等，一些艺术家、心理学家或者医生也可以提供疗愈服务，甚至一些与疗愈相关的乐器培训者，比如手碟培训者、颂钵培训者等，也是疗愈的提供方。疗愈提供方希望把疗愈作为自己的一份事业，从而获得收入，除此之外，他们也希望通过疗愈来帮助他人，从而实现自己人生的价值。

疗愈提供方可以为个体用户和群体用户提供疗愈服务，除此之外，"周边厂商"可以提供疗愈产品。比如疗愈乐器、文创产品、疗愈服装、玩物、芳香产品、睡眠产品、科技产品、医疗仪器等。有些疗愈周边产品可以脱离"人"，直接为个体用户和群体用户提供疗愈的效果——实现清理淤堵、让内心恢复正常、让心灵状态更有力，比如好玩解压的玩具，清新醒脑的精油等；有些疗愈周边产品则是疗愈活动过程中的必需品，比如疗愈乐器和疗愈服饰等。不管是哪种产品，周边厂商都希望通过这些产品来提供疗愈服务并获得利润。

　　个体用户和群体用户是疗愈的购买者，疗愈提供方和疗愈周边厂商是疗愈的供给方，在整个疗愈经济全景图中，还有一个重要的角色承担着疗愈的供给和买卖，那就是"空间方"。常见的空间方有商场、酒店、营地、乡村、民宿、书店、餐馆、咖啡馆、景区、美术馆和园区等。比如笔者在2024年1月6日举办的"愈到·全球疗愈峰会"就是在上海阿纳迪酒店举办的，上海阿纳迪酒店素来以"疗愈酒店"著称，作为一个空间方，它给入住的客户提供了许多疗愈师的课程和体验，这对于提升客户满意度来说是极其有利的。不只是酒店，只要是有人的空间都需要疗愈，因为他们所需要的客流正是众多的个体用户，而个体用户都需要疗愈。

　　有了个体用户、群体用户、疗愈提供方、周边厂商和空间方这5个角色之后，就会存在一系列的渠道联络问题，比如：

　　（1）个体用户如何去寻找疗愈提供方？比如某一天Alice想参加一个疗愈活动放松一下，她应该去哪里找这个信息呢？

　　（2）群体用户如何去寻找周边厂商？比如某一天Alice所在的公司要采购一批水晶钵供员工在午休时间玩弄，公司采购部门如何去寻找质量可靠的厂商呢？

　　（3）空间方如何去寻找疗愈提供方？比如某一天Alice公司所在的园区要批量采购许多疗愈服务，用来给园区内的公司提供增值服务，供这些公司的员工休息，那么空间方负责人如何去寻找大量的疗愈提供方呢？

这5个角色之间的任何一种连接，都需要疗愈服务方，比如Alice想要找个疗愈活动，就可以使用笔者创办的"愈到"小程序；Alice所在的公司想去找大量的疗愈活动，就会去联系培训机构或疗愈机构；酒店想招募更多的客户，就可以寻找多频道网络（MCN）公司等。这些疗愈服务方在提供各角色连接的同时，也成为疗愈经济中不可或缺的一个重要组成部分。

除了上述6个角色外，主管部门的相关政策法规与支持力度，是整个疗愈经济的重要支柱。自2000年以来，相关部门已经密集出台了许多政策法规，2012年10月全国人民代表大会常务委员会通过的《中华人民共和国精神卫生法》第十五条明确指出，用人单位应当创造有益于职工身心健康的工作环境，关注职工的心理健康；对处于职业发展特定时期或者在特殊岗位工作的职工，应当有针对性地开展心理健康教育。[1]

2015年6月，国务院办公厅转发卫生计生委、中央综治办、发展改革委等十部门制定的《全国精神卫生工作规划（2015—2020年）》，要求积极关注妇女、儿童、老年人、职业人群的心理行为问题，向公众提供心理健康公益服务，为居民提供心理健康指导，为精神障碍患者及高危人群提供专业心理卫生服务。[2]

2016年10月，中共中央、国务院印发了《"健康中国2030"规划纲要》，其第五章第三节指出，加强心理健康服务体系建设和规范化管理；加大全民心理健康科普宣传力度，提升心理健康素养。其第二十二章第一节指出，加强全科、儿科、产科、精神科、病理、护理、

1   https://www.gov.cn/flfg/2012-10/26/content_2253975.htm.
2   https://www.gov.cn/xinwen/2015-06/18/content_2881371.htm.

助产、康复、心理健康等急需紧缺专业人才培养培训；调整优化适应健康服务产业发展的医学教育专业结构，加大养老护理员、康复治疗师、心理咨询师等健康人才培养培训力度。

2017年1月，国家卫生计生委、中宣部、中央综治办、民政部等22个部门共同印发《关于加强心理健康服务的指导意见》（国卫疾控发〔2016〕77号）。作为贯彻落实习近平总书记在2016年全国卫生与健康大会上的讲话要求，落实"十三五"规划纲要和"健康中国2030"规划纲要的重要文件，这是我国首个加强心理健康服务的宏观指导性意见，它明确了专业社会工作参与心理健康服务的路径和方法，强调了专业社会工作在提供心理健康服务、完善心理健康服务体系中的重要作用，对于加强心理健康领域社会工作专业人才队伍建设、推动心理健康领域社会工作事务发展具有重要意义。[1]

2018年11月，国家卫生健康委、中央政法委、中宣部等10部门联合印发了《全国社会心理服务体系建设试点工作方案》，明确指出，需要培育人才和建立人才信息库。试点地区多部门应当分级分类对社会工作者、心理咨询师、心理治疗师、心理健康教育教师等心理健康服务人员开展培训，对培训考核合格人员建立人才信息库，为当地提供服务。[2]

2019年7月，国家卫健委公布了《健康中国行动（2019—2030年）》，确定对于心理健康促进活动的行动目标为：到2022年和2030年，居民心理健康素养水平提升20%和30%；减缓失眠现患率、焦虑障碍患病率、抑郁症患病率上升趋势；每10万人口精神科执业（助

1　https://www.gov.cn/xinwen/2017-01/24/content_5162861.htm.

2　https://www.gov.cn/zhengce/zhengceku/2020-04/28/content_5507156.htm.

理）医师达到3.3名和4.5名；抑郁症治疗率在现有基础上提高30%和80%；登记在册的精神分裂症治疗率达到80%和85%；登记在册的严重精神障碍患者规范管理率达到80%和85%；建立精神卫生医疗机构、社区康复机构及社会组织、家庭相互衔接的精神障碍社区康复服务体系，建立和完善心理健康教育、心理热线服务、心理评估、心理咨询、心理治疗、精神科治疗等衔接合作的心理危机干预和心理援助服务模式。[1]

2020年9月，国家卫生健康委办公厅印发了《探索抑郁症防治特色服务工作方案》，明确了六项重点任务。一是加强防治知识宣教。要求试点地区加强部门协作，采用多种宣传手段和渠道，广泛开展抑郁症防治知识科普宣传。二是开展筛查评估。要求医疗卫生机构、体检中心、高等院校等通过线上线下多种形式，开展抑郁症筛查。三是提高早期诊断和规范治疗能力。要求各级医疗卫生机构、妇幼保健院、中医院等开设精神（心理）科，加大对非精神专科医师的培训，提高抑郁症识别和诊疗能力。四是加大重点人群干预力度。针对青少年、孕产妇、老年人、高压职业人群，分别提出心理健康服务措施。五是强化心理热线服务。要求将心理援助热线建设成为公众进行心理健康咨询、求助、疏导、危机干预、转介的便捷平台。六是及时开展心理干预。要求各地建立健全专业化心理危机干预队伍，在突发事件发生时及时组织开展心理疏导和心理干预。[2]

2019年12月，第十三届全国人民代表大会常务委员会第十五次会议通过了《中华人民共和国基本医疗卫生与健康促进法》，其第一章第

---

1   https://www.gov.cn/xinwen/2019-07/15/content_5409694.htm.

2   https://www.gov.cn/zhengce/2020-09/11/content_5542560.htm.

二十八条指出，国家发展精神卫生事业，建设完善精神卫生服务体系，维护和增进公民心理健康，预防、治疗精神障碍。国家采取措施，加强心理健康服务体系和人才队伍建设，促进心理健康教育、心理评估、心理咨询与心理治疗服务的有效衔接，设立为公众提供公益服务的心理援助热线，加强未成年人、残疾人和老年人等重点人群心理健康服务。[1]

2020年10月，第十三届全国人民代表大会常务委员会第三十一次会议通过了《中华人民共和国家庭教育促进法》，其第一章第一条明确了本法是为了发扬中华民族重视家庭教育的优良传统，引导全社会注重家庭、家教、家风，增进家庭幸福与社会和谐，培养德智体美劳全面发展的社会主义建设者和接班人而制定的法律。[2]

2021年6月，北京市民政局组织制定的我国社会心理学领域的第一个地方标准——北京市《社会心理服务站点服务规范》正式对外发布，其中明确指出社会心理服务体系是社会治理体系的一部分，旨在培育良好的社会心态，提高国民心理健康水平，实现善治。从这个角度说，社会心理服务是新时代基层社会治理不可或缺的重要力量。[3]

2021年11月，为更好满足参保患者心理治疗的临床需求，减轻群众医疗费用负担，江苏省将"心理治疗"项目纳入医保支付范围。[4]

以上仅罗列了省级以上单位的相关政策，在各地方相关政策中，与疗愈经济相关的法规更是数不胜数，可见主管部门对于疗愈行业的

1　https://www.gov.cn/xinwen/2019-12/29/content_5464861.htm.

2　http://www.moe.gov.cn/jyb_sjzl/sjzl_zcfg/zcfg_qtxgfl/202110/t20211025_574749.html.

3　https://www.beijing.gov.cn/zhengce/zcjd/202107/t20210702_2427200.html.

4　https://m.chinanews.com/wap/detail/chs/sp/9882454.shtml.

重视程度。

　　对疗愈经济全景图进行解析，可以帮助读者对整个疗愈经济有一个完整的了解，国内疗愈经济刚刚起步，各行各业都存在着大量的机会，每个细分领域中还没有出现能够形成垄断地位的行业老大，而且在未来数年甚至数十年内，疗愈经济必将像"婴儿"一样茁壮成长。本书下文将会对疗愈经济全景图中的疗愈提供方、空间方、周边厂商和疗愈服务方进行详细探讨。

2

疗愈提供方的
商业模式

2.1　疗愈提供方的服务丰富多彩

常见的疗愈提供方非常多，比如市场上经常看到的绘画疗愈师、舞动疗愈师、音乐疗愈师都属于艺术疗愈的范畴。除此之外，还有芳香、编织、手作、卡牌、园艺、花艺、戏剧、木艺、陶艺、扎染、篆刻、制扇、刺绣、瑜伽、版画、茶艺、书法、摄影、雕塑、观影、写作、纸艺、曲艺等都是疗愈提供方可以提供的疗愈内容。

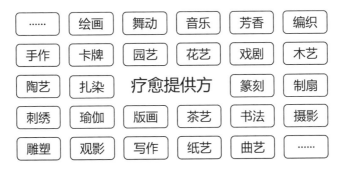

以最为常见的绘画疗愈为例，曾参展法国巴黎卢浮宫国际艺术展，并获得德国慕尼黑大学当代艺术创新奖的徐煜，就以"心流能量画"闻名。心流绘画是在无我的冥想状态下作画，疗愈过程中没有束缚与框架，人们可以深度沉浸在当下，自由地与自己内心对话。通过颜色、形状和线条来表达自己的情感、感受和体验，以及身体的阻塞，这有助于释放和平衡自己的情绪和能量的流动。

除了心流绘画这个过程外，徐煜还会根据绘画心理学去解读用户的画作，解读时尊重每个人独特的情感世界，这也是她的"心流能量画"与大部分艺术疗愈的不同之处，通过解读用户的艺术语言，让画作背后的信息成功地转化用户的困境和显化一切美好。

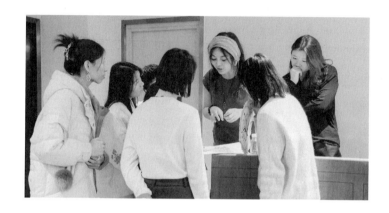

作为艺术家，不用像徐煜那样提供工作坊体验也可以给人提供疗愈，因为欣赏艺术本身就是一种疗愈方式，在2024年1月6日的"愈到·全球疗愈峰会"上，来自中央美术学院的博士生导师金日龙教授做了"从艺术家视角看疗愈"的主题分享。

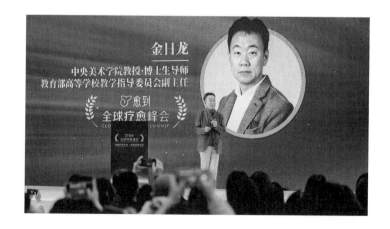

他提到，每一幅画作和艺术品都体现了作者的心理状态，并通过艺术品本身将这种状态传递给观众。比如梵高用暗黄色、血红色和绿色营造了一种压抑、沉闷、堕落的氛围。

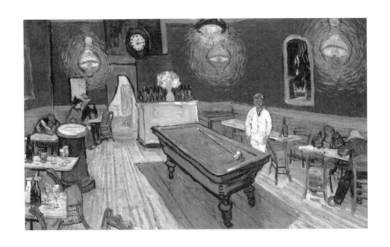

草间弥生运用各种大小的圆点来治愈当下的都市人群。

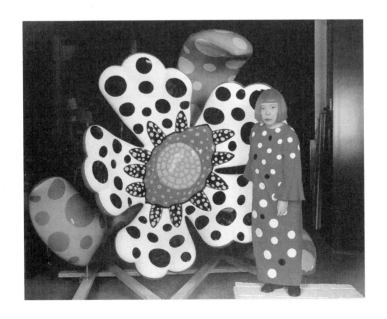

除了绘画疗愈外，颂钵疗愈是疗愈提供方最常用的方式之一，作为华语界三部颂钵经典图书的作者，台北黄裳元吉疗愈文化创始人的赵歌老师，也在"愈到·全球疗愈峰会"上做了主题分享。

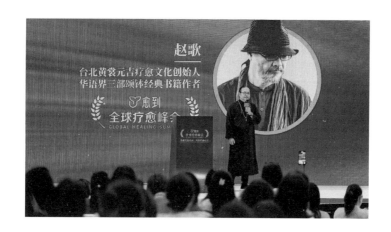

黄裳元吉成立于中国台北，在身心疗愈的道路上探索沉淀了二十余年，潜心研究各种疗愈方法，拥有国家知识产权局近300种版权，出版了《颂钵：响彻云霄的寂静》与《颂钵：黄金纪元的圆满之歌》等优质图书。以"将身心疗愈的精髓分享给需要的人"为初心，带着强烈的使命感和责任感培育了国内外数以万计的疗愈师，并于2019年在上海成立了办事处，陪伴更多的用户实现疗愈身心。

黄裳元吉的另一位创始人黄裳，是畅销书《宝石疗愈卡》的作者，也是《七支箭》《神圣药轮的教诲》《在阿卡西纪录中发现你的灵魂道路》《重织你的实相纤维》《与药轮共舞》等书的译者。她于2021年8月创刊了身心灵杂志《河流》，创新性地以图文、视频直播课程、读书会等方式创造了一个疗愈爱好者共学共好的家园。

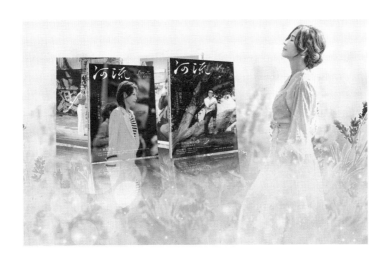

　　黄裳元吉作为疗愈的提供方，除了以图书、杂志、师资培训和线上线下课程来提供疗愈服务外，还会在将来开设颂钵愈馆和颂钵身心疗养院，从而为更多的个体用户和群体用户提供专业的疗愈服务。

　　除了颂钵疗愈以外，铜锣疗愈也是疗愈提供方最常用的方式之一。作为美国坤达利尼研究院的首席培训师、全球铜锣之父唐·康列克斯（Don Conreaux）的传承者冷继珊老师，在"愈到·全球疗愈峰会"上为大家带来了90岁高龄的唐·康列克斯的视频问候及震惊四座的铜锣

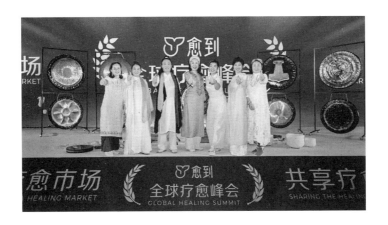

表演。

铜锣能很快将思绪纷飞、高压、抑郁的人带入无意识、无觉知的状态。在美好的铜锣的能量场中，自我意识消失，本然的疗愈能量流动。铜锣师什么都不需要说，来访者就可以解决自己的问题并"意识觉醒"。

冷继珊老师除了是全球铜锣之父唐·康列克斯的传承者外，还师从世界知名音疗大师乔纳森·戈德曼（Jonathan Goldman），学得通过发声启动自体共振音疗之道。她在全世界各地培训音疗师和坤达利尼瑜伽老师。作为第一个把铜锣音疗体系引入中国的人，冷继珊老师在线上创立了"第一声音疗和第一声生命学苑"线上平台，大力推广提高生活品质的铜锣音疗与坤达利尼瑜伽的修炼；在线下创立了第一声锣道乐团，在不同城市联合当地的铜锣师、音乐人和艺术家共创超感的锣道音乐会。

在2024年，除了颂钵、铜锣之外，还有一样疗愈乐器被许多疗愈提供方青睐，那就是手碟。

手碟，英文名Hang，是一种打击乐器，于2000年由两名瑞士人所创造。他们接触了一位打击乐手，并从那位打击乐手处得到了灵感，即只用手而不需要借助各种鼓槌就能产生共鸣，从而演奏出不同声音。于是他们将两个金属壳中的一个调出了七个音符，并将两半金属壳合在一起，内部形成空腔，从而产生共鸣，可以演奏出响亮的音色，一种新的乐器初步诞生了。经过完善的乐器Hang于2001年在法兰克福音乐博览会上正式亮相，又因为这件乐器的形制而被中国人命名为手碟。

在"愈到·全球疗愈峰会"上，上海市打击乐协会手碟教材编委成员、全国打击乐大赛评委、知名手碟演奏家庞瀚辰为大家带来了《暖阳》《月光下的思念》和《春语长安》三支手碟演奏曲目，台下嘉宾们听得如痴如醉，掌声经久不息。

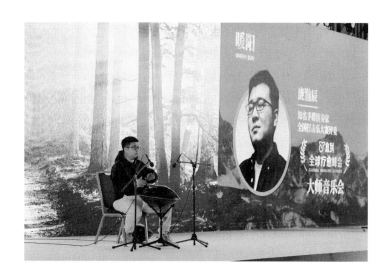

庞瀚辰从小学习打击乐，后来又接触了摇滚乐、交响乐、中国传统民乐等流派，终于在10年前被手碟美好的疗愈之声俘获。10年间，庞瀚辰不但参与了国内手碟制作的标准制定与测评，成为中国手碟考级教材的编委成员和全国专业比赛评委，还以"通过手碟向世界传播中国的艺术文化"为己任，培养了许多优秀的手碟演奏家，并着手研究手碟在个人疗愈等领域的应用。在2023年庞瀚辰原创设计了手碟国风专用调式，命名"长安调"，带动了手碟国风艺术创作的新趋势。

除了颂钵、铜锣和手碟，网易云音乐曲库顾问马小雨带来的青木藏式音疗也给大家带来了与其他传统音疗有所不同的别具一格的体验。

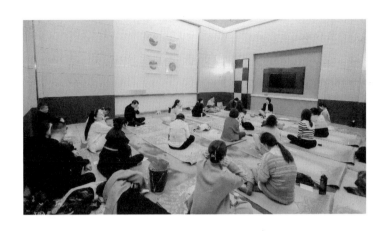

　　马小雨拥有超过5年的针对性个体疗愈方案设计经验，她对颂钵、水晶钵、海浪鼓、雨棍、手鼓、定频音叉和手碟等疗愈乐器颇有研究，在不断迭代和更新的过程中，也逐渐在氛围旋律性乐器演奏中增加了泛音与唱诵。

　　一些用户在体验完马小雨的音疗课程后，明显感觉到自己的感官变得更加敏锐，觉得天更蓝，听到的外界声音更丰满有层次，吹过来的风更柔软，之前忽略的室内空调声、墙外鸟叫声和楼下车水马龙的声音也变得更为立体和真实。有的人会在疗愈过程中看到很治愈的自然场景，觉得舒适放松；还有的人更有勇气去面对和陪伴自己的"内在小孩"，与其和解，而不是像往常一样与其对立、嫌弃、责备或者催促其快速成长。更有一些文笔好的学员，写出沁人心脾的感想："声音响起，仿佛周遭的喧哗都瞬间消失了，只能感受到这袅袅余音像是一炷香点燃后翻腾的烟雾，由一脉扩散开来，翻腾，飞升，与空气交融。继续观想，音波也仿佛正弦曲线一般，抑或是无限螺旋上升的爱，发出金色柔和的光，贯穿托钵的手，以及胳膊、脊柱、脑部、腿脚。杂念消失，我只随音飞舞。"

音乐疗愈不仅可以解压，让人放松和冥想，还可以让用户对自己的内心进行探索。它更像是让人想明白一些问题的指引，一个让自己稳稳停放在此时此刻的锚。作为音乐疗愈提供方，如何将音乐与更多的文化艺术内容结合，开发出更多的特色音乐疗愈，是马小雨未来要发展规划的。

音乐疗愈中有一个分支，就是数字音乐。耳界Earmersion的创始人、上海音乐学院的秦毅副教授可谓数字音乐领域的领军人物，她在"愈到·全球疗愈峰会"上做了主题分享——"音乐冥想的治愈力"。

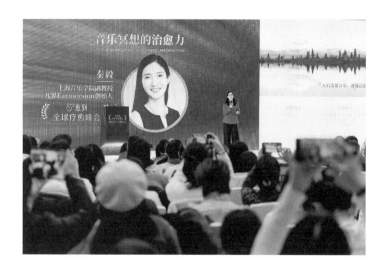

秦毅本身就是一名作曲家，曾经拿到过中国音乐金钟奖（China Golden Bell Award）[1]的"最佳作品奖"（最高奖）、奥地利林茨国际电子艺术节数字音乐类评委会荣誉奖、上海市文广局科学技术进步一等奖

---

1 中国音乐金钟奖（China Golden Bell Award）创办于2001年，两年一届。是中宣部批准设立、中国文联和中国音协共同主办的中国音乐界综合性专业大奖，是与戏剧梅花奖、电视金鹰奖、电影金鸡奖并列的国家级艺术大奖。

等。但是在七八年前，她的一个非常优秀的学生出现了心理健康问题，经常在校园里哭很长时间，需要人去安慰。秦毅为了帮助这样一个很有才华的学生，开始研究心理学，也正是因为这个契机，她决定用数字音乐来疗愈所有人。

通过多年的研究，秦毅副教授及她的团队用一串研究的数据告诉大家，数字音乐是可以被检测到有实际疗愈效果的。比如发表于第24届世界心身医学大会上的论文数据显示，在经过实验干预之后，有超过33%的体验者主述在实验过程中有进入睡眠的感觉。体验者100%地出现放松状态，血压由高趋于平缓。

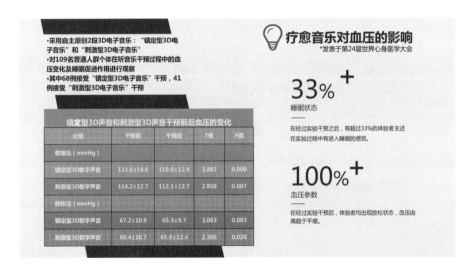

除此之外，疗愈音乐对于皮电的影响、脑电的影响、术前焦虑的影响、大学生焦虑与抑郁情绪的干预、6～15岁儿童注意力的影响都非常显著。

为什么用数字音乐而不是普通音乐进行疗愈呢？因为研究当中，要保证每一次聆听都是标准的，要保证每一次聆听的任何音乐参数都是可循证的，并且它的变量是可控的。比如需要做一个规定速度、规定节律的音频，在数字音乐里是可以精确到小数点后两位的，而传统音乐难以做到这点。

而对于更专业的3D数字音乐，秦毅领衔的耳界Earmersion团队早在十几年前就开始研究了，当时杜比全景声[1]才刚崭露头角。作为这个领域中的先驱，耳界Earmersion在2019年就成为喜马拉雅3D音乐的独家合作伙伴，与喜马拉雅团队共同构建了全套的音乐疗愈体系，并且在全网的音乐平台产出原创版权音乐内容超过15 000分钟，全平台播放量超过5.1亿次。

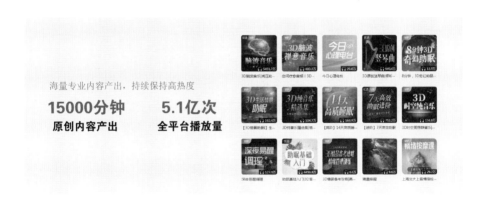

在音乐疗愈中，还有一种特殊的形式——疗愈音乐会，行业内的专家伽迪萨老师，已经在"泰国曼谷OM瑜伽心灵音乐会""北京草莓音乐节""贵州布洛克音乐节""香格里拉冥想音乐会""厦门健康论

---

1 杜比全景声（Dolby Atmos）是杜比实验室研发的3D环绕声技术，于2012年4月24日发布。它突破了传统意义上5.1声道、7.1声道的概念，能够结合影片内容，呈现出动态的声音效果；更真实地营造出由远及近的音效；配合顶棚加设音箱，实现声场包围，展现更多声音细节，提升观众的观影感受。

坛"等国内外著名活动中演出，也在"愈到·全球疗愈峰会"中给嘉宾带来了身心疗愈盛宴。

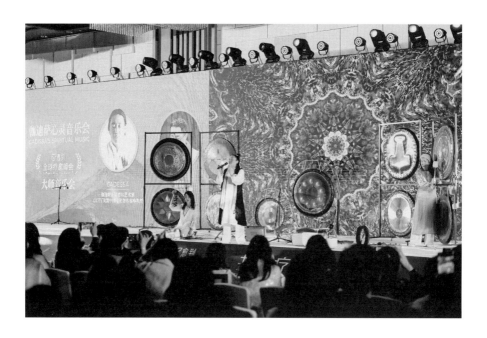

　　伽迪萨音乐会除了广泛使用来自世界各地的自然民族乐器外，还加入了定制的梦幻电子疗愈音色，将大自然的声音与多媒体视觉融合，利用声音与音乐的振频对人们的身心进行疗愈，每一首原创音乐都会对应《黄帝内经》中的五音（宫商角徵羽）和印度瑜伽的七脉轮，以达到"以包容并蓄的态度，接纳一切能够触动、疗愈心灵的元素和形态"。

　　在音乐会最后的时刻，现场大部分嘉宾自发随着音乐舞动，完全释放自己的情绪。这也是伽迪萨音乐会有别于其他艺术家的疗愈音乐会之处，其他疗愈音乐会只有静心和放松部分，但没有打开心灵窗户的互动环节。

在常见的疗愈方式中，不得不提的是卡牌疗愈。作为OH卡创始人莫里兹·艾格迈尔（Moritz Egetmeyer）亲自认证的咨询师，张轶庆（Yolanda）老师有着公认的高水准职业素养和专业技能。

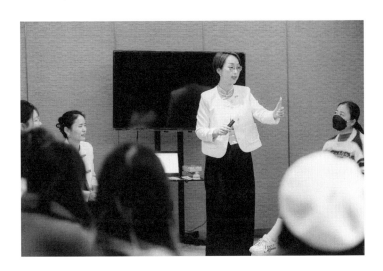

从2016年开始，Yolanda就利用OH卡来帮助许多个体用户和群体用户进行疗愈，从帮助好友摆脱抑郁情绪、让其找到自己真正所要的爱情，到让职场人士放下焦虑、明确自己的职业发展方向，再到帮助妈妈们看见亲子关系中的"卡点"和孩子内心的真正需求，OH卡都发挥了巨大的作用。

特别是在一次企业内训中，一个刚进公司的"95后"小伙子Evan，平衡轮[1]所有项目得分都在5分以下，看起来整个人的状态都不太好。事后他的直属上司说道："原本以为Evan是既高冷又难以沟通的叛逆少年，差点就把他开除了，通过OH卡才发现原来他经历失恋，

---

[1]　平衡轮：是用于厘清现状的教练工具之一。

又离开父母只身一人来到上海，每一天都面临着巨大的经济压力和精神压力。在深入交谈后，Evan的心结被打开了，情绪得到了释放，也感受到了被看见和被支持，第二天开始的工作状态简直像换了个人一样。"

从这个小小的案例就可以发现OH卡中重要的两个观点，即"看见，是改变的开始"（Seeing，is the beginning of change）以及"倾诉，是疗愈的开始"（Sharing，is the beginning of healing）。

2021年，Yolanda创立了"心理图卡心智化"品牌，致力于推广OH卡之外的更多心理图卡（如乔伊老师出版的女力觉醒卡、The Deep潜意识投射卡、淬与炼文字卡、黄金人生卡，来自中国台湾的任意门卡、生命树卡、心愿卡、情绪卡、贝壳卡、金钱卡，以及来自其他国家和地区的童话疗愈卡、灵魂树卡和情商教育卡、关系探索卡等），期待通过心理图卡让更多个体和家庭、团体受益，并在持续探索更多卡牌的更多应用场景和疗愈价值。

Yolanda还将OH卡与不同领域的活动结合，如OH卡×形象美学活动、OH卡×美育活动、OH卡×运动旗袍活动、OH卡×瑜伽活动、OH卡×人生财富规划活动等，并尝试将图卡与游学旅修结合，启动了"平衡之美·Walking in Beauty"游学项目，完美地将心理图卡与自然美景和民族风情做了融合，以至每一位参与的伙伴都大赞每一次旅修都是一场非常棒的身心疗愈体验。

Galli戏剧由德国Johannes Galli先生于1980年创办，这是一套非常完整的理论体系，在德国已有四十多年的历史。2013年，由高璇博士将其引入中国，在中国发展也有十余年了。作为疗愈提供方，Galli戏剧包含面向儿童和成年人的戏剧演出、戏剧应用及戏剧疗愈，并拥有大量的忠实用户。在"愈到·全球疗愈峰会"上，Galli戏剧的联合创始人Michael Wenk先生通过视频的方式，与上海区负责人高子琦一起，做了主题为"戏剧疗愈在中德的发展"的分享。

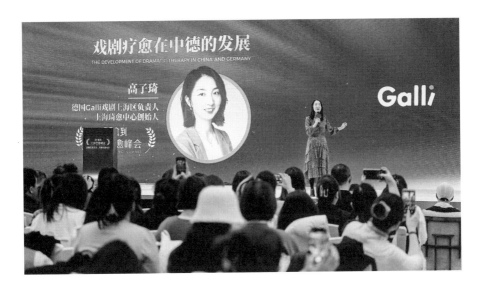

Galli戏剧在中国不仅为个体用户提供自我成长和疗愈的内容，还为企业提供员工成长、发展与疗愈的服务。Galli戏剧还有750部以上的商业性戏剧演出，这些戏剧演出不但适合成年人，对于儿童来说也是非常好的疗愈服务。

Galli戏剧最核心的有六大模块，其中处于底部基石位置的就是"7个暗室小孩"，它代表的是每个人身体里都拥有7种不同的人类性格，虽然每个小孩都是以负面的名字命名，但是每一个小孩又拥有无穷无尽正面的力量。

依据Galli戏剧的理论，每个人天生就拥有7种力量，这些力量在成长过程中因受环境等因素影响而被深深压抑在人们的身体里，当通

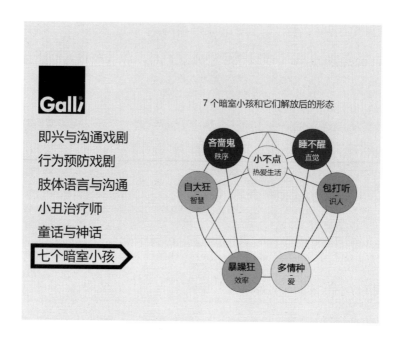

过肢体表达、戏剧表演等方式进行疗愈并将其负面力量释放出来时，就可以更好地在工作和生活中发挥其正面的力量。Galli 戏剧的六大模块以戏剧疗愈为核心，在整个过程中关注每一个参与者真实表达自我的情感，并最终获得自我疗愈和成长。

这40多年来，Galli 作为剧场和剧团的综合体，将戏剧方法运用到社会各处，包括教育、心理、健康、社会议题与责任等；其在欧洲和美国——也是政府合作机构。Galli 戏剧方法运用之广泛和理论之完善是大多数单一功能的剧场或戏剧应用机构无法超越的。

Galli 戏剧至今才四十余年历史，但有一项疗愈方式已经存在了上千年，那就是"古琴音疗"。相传古琴起源于伏羲，发展于炎帝与黄帝，通过古琴来进行疗愈的记载可以追溯到周代之初（公元前1046年左右），当时主要用于权贵阶层以人文哲学为主的礼乐文化、天人合一的养生学与智慧提升。到了汉代，在古琴音疗的基础上又增加了沉香，焚香抚琴的疗愈行为在权贵阶层和文人之间盛行。汉代及以后，大量与古琴疗愈相关的哲学、医学、易学和传记等文献资料不断涌现，如《黄帝内经》《吕氏春秋》《水经》《桓谭新论》《永乐大典》《四库全书》等。

　　沁云斋创始人孙道全和刘缘致力于"闻香琴疗"的文化推广和传播，也致力于古琴与沉香在身心灵疗愈方面的应用：用古琴曲连绵不绝的五行正音将宇宙和谐振频与沉香之气完美融合，让疗愈者们吸收，使身、心、灵得到全面疗愈和优化。沁云斋的"闻香琴疗"受益者来自各行各业，受到广泛好评。作为联合国教科文组织的官方活动嘉宾，他们在"愈到·全球疗愈峰会"上做了一场令人陶醉的表演，引得嘉宾们掌声阵阵。

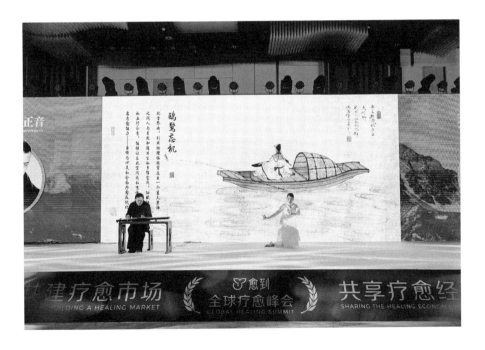

　　除了"闻香琴疗"外,中澳友好杰出贡献荣耀大使、达领国际精英教育创始人张洋睿先生创立的"礼学疗愈"也有着悠久的历史,在约4 000年以前,礼学是部落首领和王权与上天保持沟通的唯一形式"祭祀"的表现,统治阶级以礼治世,盛极百年。人民用礼来抚慰心灵,疗愈伤痛。中华民族从上至下,把祭祀作为头等大事,保持着与高维的联结。由此产生的一系列仪式传遍神州,因此中华民族又被称为"礼仪之邦"。

　　至今,礼愈(礼学疗愈的简称)成效已得到西方贵族圈层与东方各界的广泛认可与赞誉。对于青少年来说,礼愈可以帮助他们营养情绪、成熟心智、增强感知、促进亲情、增进审美、调整身形等;对成年人来说,礼愈可以帮助他们转化情绪、增强觉知、跃动大脑、拓展认知、调整身形等。

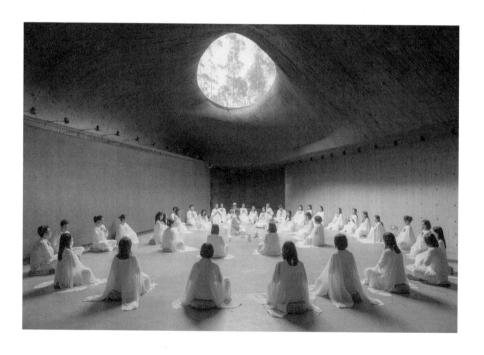

还有一项非常特殊的疗愈项目，那就是"整合性诗歌疗愈"。其创始人是中国心理学会艺术治疗学组副组长、上海戏剧学院的彭勇文教授，他在"愈到·全球疗愈峰会"上介绍该方法时，引起了全场嘉宾的关注。

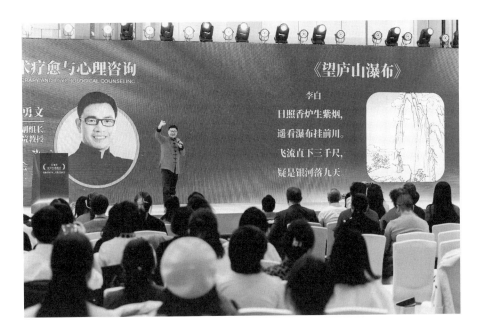

整合性诗歌疗法建立在中国三千年诗歌传统基础之上，融合太极拳的身心锻炼法和表演艺术的声音训练法，吸收国外诗歌治疗的理论、方法和作品，形成了独特的诗歌疗愈和保健模式。它包含三个基本步骤：调形、调声、调心。

第一步是调形。作为陈氏太极拳王西安拳法第二代传人，彭勇文教授对太极拳传统中的"调形调息"深有体会。他认为人体就像一个琴架，声带相当于琴弦，而诗歌就如同琴谱。要打开诗歌里面的疗愈能量，身体就需要稳定下来，筋骨气脉要拉伸通畅，呼吸吐纳要调整好，以获得良好的身心能量共振。

第二步是调声。印度瑜伽理论认为，人体有7个脉轮，自下而上分别是海底轮、脐轮、太阳轮、心轮、喉轮、眉心轮、顶轮，每个脉轮都会对应一个声音。彭勇文教授给参与峰会的嘉宾做了3个声音练习体验。首先让大家把手放在太阳轮的位置（肚脐和胸口之间的上腹部），它对应的声音是"吽"，以感受丹田往下沉的那种力量。其次把手放在心轮（胸口），练习发"哈"的声音，同时将手臂展开，从而感受整个身体的舒展。第三个是将手放到顶轮，这里也是人体的百会穴，练习发"嘻"的声音，以感受声音穿过头顶时的共鸣。彭教授身处国内领军的艺术院校——上海戏剧学院，吸收了国内外声音艺术训练的精华，不仅用此方法来训练戏剧教育专业的本科生和研究生，而且将其巧妙转化到整合性诗歌疗法之中。

第三步是调心。经过前面的调声，与会嘉宾们跟随彭教授一起诵读李白的《望庐山瀑布》，第一句"日照香炉生紫烟"用的是太阳轮的共鸣，第二句"遥看瀑布挂前川"是心轮的共鸣，第三句"飞流直下三千尺"是顶轮的共鸣，第四句"疑是银河落九天"则由实变虚，进入空灵的天地境界。通过整合性诗歌疗法的练习和体验，大家发现这首耳熟能详的古诗感觉完全不一样了，不仅诗中有画、画中有诗，而且富有音乐的共鸣与美感，身心顿感开阔和舒畅，从而激发起对人生宏大境界的追求，产生丰富的疗愈功效。

彭勇文教授2006年就开始接触心理剧，研究并实践戏剧治疗。2016年后，他就将更多的精力放到整合性诗歌疗法的开发和应用上。因为中国拥有悠久、灿烂的诗歌传统，中小学校对古诗词的教育也越来越重视。今天的中国人都能随口朗诵几首唐诗宋词，在把这些作品当成文学去欣赏之外，它们是我们可以随身携带的"心灵充电宝"，不仅能帮助我们联结传统、安放身心、获得疗愈，更能让我们鼓起勇气、战胜困难、创造丰盛的人生。

除了彭勇文教授的"整合性诗歌疗愈"让人眼前一亮之外，出身于阿育吠陀传统世家的 Dr. CK，在"愈到·全球疗愈峰会"上带来了"阿育吠陀与疗愈"的主题分享，吸引许多参会嘉宾全程拍照摄像学习。

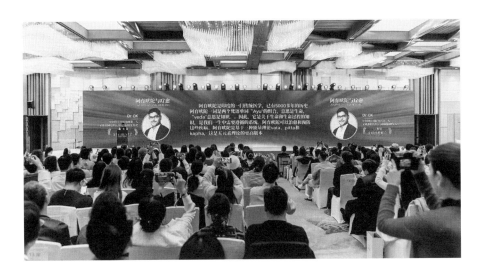

阿育吠陀在印度已有五千多年的历史。"阿育吠陀"（Ayurveda）一词是两个梵语单词的组合，"Ayur"意思是生命，"veda"意思是知识。因此，阿育吠陀是关于生命和生命过程的知识。在印度，它是所有治疗科学之母，有助于治愈精神和心理层面的问题，强健身体、思想和灵魂。

当人们需要促进睡眠、减轻压力时，阿育吠陀会建议使用特殊的草药油和按摩术进行日常油按摩（Abyanga）。

当人们需要改善大脑功能和神经，减轻压力、抑郁和焦虑，缓解治疗创伤和神经紊乱时，阿育吠陀会建议使用特殊头油疗法（Sirodhara），即将特殊的油、草药煎剂或草药酪乳制剂浇在前额上。

阿育吠陀还提供了热膏药治疗（kizhi）、阿育吠陀粉末按摩（udwartanam）、局部区域特殊的阿育吠陀制剂（kashaya dhara）、在背部区域的持油疗法（kateevasti）和草药膏（lepanam）等各种方法，用来提升人们的身体健康水平，缓解心理淤堵，实现身心疗愈。

除了传统的身心疗愈方法外，高科技的疗愈方法也在"愈到·全球疗愈峰会"上亮相，获得了来自全世界各地的嘉宾青睐。

全息松果体感知疗愈是结合尖端光学科技与人体生理机能的独特体验。它采用了"Inner Vision Cinema"的光频能量仪，利用不同的光频刺激大脑中的松果体，并配合声音的引导，让用户进入深度内在觉察与自我疗愈之旅。

松果体位于间脑的顶部，作为神经内分泌中枢，不仅是生物钟调控的关键器官，负责分泌褪黑素以调节人的睡眠与觉醒周期，还参与众多影响身心健康的重要过程。其中褪黑素的分泌与环境光线强度息息相关，有助于调整人体内部时钟、改善睡眠质量，并具有强大的抗氧化和抗炎作用，对于免疫系统的维护与多种慢性疾病的预防有着积极的影响。

参与全息松果体感知疗愈的用户能够在闭眼状态下感受五彩斑斓、变幻莫测的图形，这种独特的视觉体验能够帮助他们深入潜意识层面，开启心灵疗愈与潜能开发的大门。在这种类似清醒梦境的状态下，人们能够更有效地进行心理疗愈，减轻压力与提升创造力，从而达到内心深处的平静与和谐。

不管是耳熟能详的绘画疗愈、颂钵疗愈和铜锣疗愈，还是较为新颖的手碟疗愈、青木藏式音疗、数字音乐疗愈、疗愈音乐会、卡牌疗愈、Galli 戏剧、闻香琴疗、礼学疗愈、整合性诗歌疗愈、阿育吠陀疗愈和全息松果体感知疗愈，它们作为疗愈提供方的产品都给当下的个体用户和群体用户提供了丰富多彩的疗愈服务。在疗愈行业不断发展的进程中，会出现越来越多新颖的疗愈提供方，但不管形式上如何创新，它们的核心宗旨并没有发生根本的改变，那就是：让人们清理淤堵，让内心恢复正常，并且让人们的心灵状态更有力。

2.2 疗愈提供方的传播与传承

在疗愈经济全景图中，疗愈提供方是整个疗愈经济的基础。疗愈服务的样式丰富多彩，创新的疗愈服务层出不穷，每种疗愈方式都需要被传播与传承，这样才能将疗愈的理念和方法发扬光大，这对于整个疗愈经济的可持续发展是至关重要的基础。

瑜伽行业的领军人物、中国SPA协会名誉会长、中华美业联盟名誉主席、国际水疗专家郭健老师参与了"愈到·全球疗愈峰会"的圆桌论坛，并就"疗愈的传播"问题发表了自己的见解。

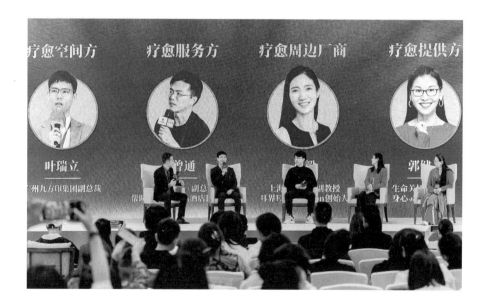

郭健老师认为，每一位疗愈师在传播疗愈理念时，对于生命知识的储备与自我成长的修炼是非常重要的。郭健老师从自我觉醒到自我疗愈，并与癌共舞二十年，用活出来的新生命去影响其他生命。她在瑜伽、美容、国际水疗等健康行业提供生命关怀教育、培训以及专家顾问服务。因为患过乳腺癌，她代言粉红丝带的公益事业能唤醒更多的女性学会自我关爱、自我成长与自我疗愈。

再优秀的疗愈理念与方法都需要人的传播与传承。疗愈提供方需要思考如何将自己的疗愈体系百分百地传承给更多人。"学习强国"平台的纪录片人物、央视一套《朗读者》栏目的嘉宾、2023亚残运会开场嘉宾、腿部截肢者越野世界纪录保持者"独脚潘"，对于如何传承自己的疗愈理念与方法有着系统的规划。

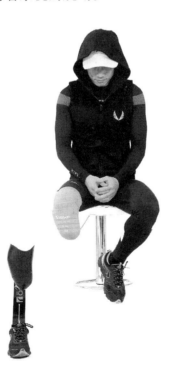

　　"独脚潘"并非生来就是独脚，在2015年，他在上海出了一次非常惨烈的车祸，在这一次车祸当中，他不仅失去了右腿，还失去了家庭和事业。他需要学习使用假肢，重新学习走路、站立和坐下，连上个厕所都要有人帮助。绝大多数截肢者会因此一蹶不振，感叹上天对自己的不公，并对自己存在的价值产生怀疑，甚至还要承受其他人的偏见和歧视。

　　"独脚潘"却没有成为这"绝大多数截肢者"中的一员，在全力康复和训练之后，于2016年开始了第一次徒步戈壁远行，2019年参加了在澳洲举行的"大铁"比赛，也就是加强版的铁人三项，用16个小时完成海里游泳3.8公里、上岸骑行180公里和42.2公里的全程马拉松。至此，"独脚潘"成为历史上首位腿部截肢完成"大铁"的中国人。

　　从一名截肢者到一名铁人三项运动员，"独脚潘"用了3年，而且在1年之后，也就是2020年，他又成为一名越野跑运动员。用203个小时（约9天）完成了从青海翻越阿尔金山再跑到甘肃，并拿下了欧

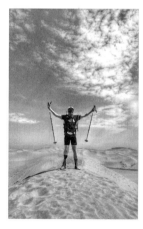

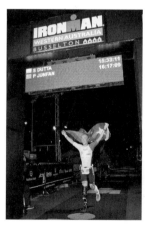

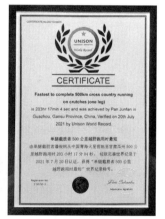

| 2016年
徒步戈壁 | 2019年
成为首个完成"大铁"
的中国人 | 2020年
创造500公里单腿截肢者
越野世界纪录 |

尼森欧洲认证的500公里单腿截肢者越野世界纪录，比原腿部截肢者越野的世界纪录整整提升了5倍。

通过这一次又一次地刷新自己极限的行为，他被"学习强国"平台和央视的《朗读者》节目打上了"励志人物"的标签。而这些成就的背后就是他的自我信念与自我疗愈。

在过去5年间，"独脚潘"经常受邀去各种各样的组织、企业和学校做"信念疗愈"的分享，但他最想帮助的并不是成年人，而是青少年。除了因为自己是一个父亲之外，"独脚潘"更看到了现在青少年的心理亚健康比例居高不下。在笔者和许多好友的极力推荐下，"独脚潘"决定将自己的真实故事进行提炼，专门为青少年打造一门可以提升他们人生信念从而自我疗愈的课程——"人生信念"。鉴于青少年已经学习了太多的课程，所以"人生信念"课程经过反复的打磨，以"独脚潘"亲身经历的故事为核心，以过往真实的纪录片为载体，以积极心理学、发展心理学和教育学为指导，以游戏般的闯关为形式，分成抗挫、乐观、勇敢、热爱、自信、坚毅、幸福、合作和创造9关，对应9项青少年必备的素质。

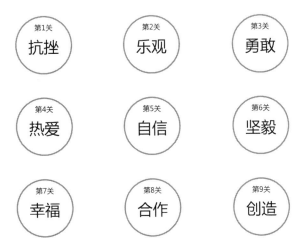

"独脚潘"带着"人生信念"课程走进学校时，几乎能点亮每一个青少年心中的光芒，每一次分享完都是自发地全体起立，掌声经久不息，许多学生排着队与"独脚潘"握手合影。但在这些光环背后，发生了一连串让他心疼的事件，这份疼甚至比他车祸截肢还要疼。

在一所浙江的高中进行分享时，所有的孩子都因为"独脚潘"的励志故事而被点燃了激情，但在最后，校长做了总结性的发言："同学们，今天潘老师的分享带给我们巨大的力量，我们要把这股力量用在我们的学习上，只要你们学好知识，考好成绩，等你们考上了大学，甚至考上重点大学，一切都好了。""独脚潘"听完这样的总结，感到心中一丝疼痛和无奈——对于青少年来说，来自学校和家庭的最大的期待竟然只是"学习"。

第二天，"独脚潘"又飞到了另一所全国知名的大学分享，学校书记真诚地和他说："我们学校在全国非常知名，用四个词就能总结99%的学生：网络、社恐、考公和考研。"一个排名全国前20的大学，其99%的学生仅用这四个词来概括，让"独脚潘"的心中再次一阵疼痛，果然在分享时，他发现在座的大学生眼中普遍缺少光芒。在分享之后的互动环节，一位文质彬彬的学生站起来问："潘老师，我从小到大，我的父母和学校的老师一直告诉我，你的任务就是学习，只要成绩好，有一天你考上了大学，甚至考上了重点大学，一切都好了，但是我现在觉得他们都是骗我的，我现在已经大三了，但是我不知道我未来该干吗。"面对这个脸庞稚嫩的孩子提出的问题，"独脚潘"的心中又是一阵疼痛，只能告诉他说："同学请继续保持积极探索的态度，因为这个答案只有你自己才能给出。"

在短短两天里，"独脚潘"的心像是被刀子扎了三下，在他与笔者和一众好友进行交流时，我们所有人的心中都有疼痛。我们意识到，仅仅靠"信念疗愈"课程去疗愈青少年是远远不够的。如果是成年人，被疗愈后是有选择权的，比如被工作伤害了，可以换一份职业；在城市中感受到了压抑，可以去丽江；在家庭中受到了伤害，可以选择分开住。但是青少年没有选择，他不能替换自己的"学生"身份，也不能选择离开城市，更不能选择与父母一刀两断。

那个晚上，"独脚潘"、笔者和好友共6个人彻夜未眠，除了为青少年心痛之外，更多的是因为绞尽脑汁地想寻找能够真正帮助每一个青少年的解决方案。而这个解决方案就是后来的"青少年积极信念计划"，它由三个阶段组成：点亮信念→生涯规划→生命体验。

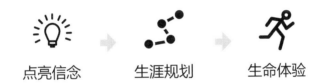

点亮信念 生涯规划 生命体验

第一阶段"点亮信念"即"独脚潘"的"人生信念"课程，就是用真实的故事去疗愈青少年的内心、点亮他们的信念、激发潜在的动力；第二阶段"生涯规划"是基于国外已运行30年的成熟体系，从青少年学业到一生成长的科学规划方案，帮助每个青少年找到适合他的路径；第三阶段"生命体验"是整合"独脚潘"的户外运动资源，让青少年通过户外运动如戈壁徒步、森林探险、攀登雪山等方式体验生命。

近三年以来，"独脚潘"努力践行着"青少年积极信念计划"。就以第一阶段"点亮信念"来说，他已经到过中国19个省，面对面给20万青少年带来了"人生信念"课程。在这个过程中就碰到了一个棘手的问题：学校对于"人生信念"课程的需求越来越多，经过粗略统计，截至2024

年1月，预约"独脚潘"分享的学校足够他排到60岁，这就导致"青少年积极信念计划"这一宏大的方案遇到了瓶颈。值得庆幸的是，许多人看到了这一计划的深远影响，都希望与"独脚潘"一起为青少年赋能。

"如何能够将自己的'人生信念'课程传承给更多人，从而疗愈更多青少年，实现完整的'青少年积极信念计划'呢？"面对这个问题，他一如既往地努力探索，最终找到了解决方案：由他和他的团队来培养"积极信念指导师"和"生涯规划师"，让他们站在更多的学校、更多的社区和更多的青少年面前，用真实的人生故事去引导青少年的积极信念，用成熟、专业的体系去帮助青少年科学地规划人生，从而与"独脚潘"一起完成全国青少年的积极信念计划。

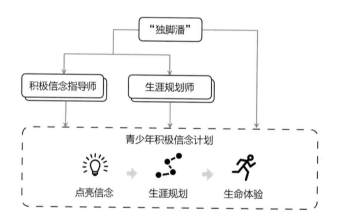

2023年底，作为国内唯一部委直属职业信用服务单位的职信网[1]认可了"独脚潘"的"积极信念指导师"和"生涯规划师"培养体系，

---

[1] 职信网是经国务院国资委、人社部、教育部三部门支持，中央财政投资，政府所属的国家级人力资源职业信用评价信息数据源平台；是中央机构编制委员会办公室备案的事业单位网站；是为企事业单位和个人提供职业信用、就业信息和职业能力水平评价服务的国家级人力资源网络平台；是涵盖人力资源各项服务的数据源中心和职业能力水平评价中心；是国内唯一部委直属职业信用服务单位。

也就是说，在经过"独脚潘"团队的培训体系培训后，通过严格的认证考试就可以获得全国范围内认可的证书。在"愈到·全球疗愈峰会"上，"独脚潘"第一次公开了"青少年积极信念计划"这一宏大的计划，得到了数百嘉宾的认同。

作为疗愈提供方的典型代表，不管是郭健老师对于疗愈理念传播的建议，还是"独脚潘"对于信念疗愈传承的实践，都在为疗愈事业的可持续发展做出努力和尝试，这不但有利于他们在自身领域内传播疗愈理念与方法，也给其他疗愈提供方提供了参考样本，为整个疗愈经济的发展做出了巨大的贡献。

2.3　疗愈提供方的变现渠道

前文介绍了很多疗愈提供方，他们往往有极大的情怀，时常挂在嘴边的是要帮助多少万人走出阴影、摆脱烦恼、疗愈身心。这种情怀是值得敬佩的，也是能把疗愈事业做大做强的基础。但是仅靠情怀可以吗？如果一个月入不敷出，强大的情怀可以让疗愈提供方坚持，如果半年甚至一年还是入不敷出，没有正向反馈，会不会让其怀疑自己是不是错了。

情怀，是让人们进入一个行业的第一动力，就像去西天取经，情怀能让人第一天迈开步子往前走，但如果每天都靠自己的两条腿走路，先别说情怀能不能保持，起码自己的身体不一定扛得住。毕竟唐僧都还要骑一匹白龙马，难道疗愈提供方们还想仅靠情怀去西天取经？情怀是必需的，它是初始的动力，但不能一直靠它来支撑，沿途需要有正向反馈，这个正向反馈是用户的褒奖，是有人指点迷津让自己少走弯路，是有点收入来让自己解决温饱，是有志同道合的小伙伴一起前行；除了要保证自己实现温饱，还要保证让更多的人实现自给自足，这才是可持续发展的方法。

在疗愈行业蓬勃发展的大背景下，每个疗愈提供方应该都可以拥有不错的收入，但是笔者在与上百名疗愈提供方交流的过程中发现，他们的收入参差不齐，究其原因，主要有以下三种。

疗愈提供方收入参差不齐的原因

经验与技能的差异　　市场需求的差异　　商业思维的差异

（1）经验与技能的差异。疗愈提供方需要具备一定的专业技能和经验，才能为客户提供高质量的服务。对于疗愈行业来说，门槛较低，每个人的经验与技能也大相径庭。

（2）市场需求的差异。疗愈市场的需求因地区、文化和人群需求而异。在一些地区，人们对疗愈服务的需求量较大并且品质要求较高，付费意识也较强；而在其他地区则可能相反。

（3）商业思维的差异。面对日益激烈的竞争，很多疗愈提供方对于自己的商业路径及变现渠道并没有长远的规划，看似每天都很忙碌，但其实并无成熟的商业模式。

在这三个原因中，笔者认为最核心的就是"商业思维的差异"，绝大多数疗愈提供方的商业模式就是开设沙龙，假设一个人收费199元，那么10个人就将近2000元。看似可观，但实际操作后就会发现，即便每周都能开班，一年52周，每次2000元，一年才10万元收入，去掉房租、人工成本，还能剩下什么呢？这还是在满打满算每周都能开班的情况下，如果招生情况不理想，那么年收入还会打折扣。

虽然疗愈提供方的发心很好，想帮助其他人获得心灵的疗愈，但是如果这份事业非常耗费精力，自己又不能"吃饱"，那必然会扼杀疗愈提供方的持续动力，也许一两年后，疗愈提供方便失去了持续的动力，从而退出疗愈市场，这是笔者最不希望看到的。所以笔者整理了疗愈提供方常见的七大变现渠道，以供所有疗愈提供方参考，目的就是"共建疗愈市场，共享疗愈经济"。

疗愈提供方七大变现渠道

沙龙体验课	个案	线下课程	线上课程	年卡	产品	师带徒

第1个变现渠道：沙龙体验课。这个就是刚刚说的每个人收较低的费用，目的是让客户来体验自己的服务，因为与新客户之间最难建立的就是信任关系，客户无法通过互联网完全了解疗愈提供方的经验与技能，所以不会一次性支付高额的费用，但是支付几百元去体验1～2小时的沙龙更容易被接受，这个沙龙体验课就是一个引流的入口产品，它的目的不是赚钱，而是筛选精准用户以及建立用户信任——如果几百元的费用都不愿意支付，那么这个用户在短时间内并不是目标客户；如果用户花了几百元来参与沙龙体验课，说明用户有付费意识，那么接下来的1～2个小时，是与他面对面充分交流和建立信任的最佳途径。

第2个变现渠道：个案。个案就是一对一的个人案例服务，比如学员Ben因为家庭原因，心里非常郁闷，需要有个人一对一地开导他，这时他已经对疗愈提供方非常信任了，愿意支付高额的费用来舒缓自己的心理压力。据笔者了解，2023年心理咨询师的收费平均在1500元/小时左右，而疗愈提供方的收费甚至超过这个价格。

第3个变现渠道：线下课程。许多疗愈提供方提供的疗愈活动并不仅仅是让用户体验和享受，而是让用户学习。比如让用户学习绘画、学习手碟演奏、学习卡牌、学习舞动和学习戏剧等，当用户在学习这些课程时，就能够获得疗愈。

第4个变现渠道：线上课程。也就是将线下的疗愈体验课或者正式的线下课程录制成视频或者音频，通常价格在几百到几千元不等。虽然价格便宜，但是成本基本可以忽略不计，毕竟录了一次之后，可卖给全国各地的很多用户。大部分人会认为线上课应该在线上卖，这种思路虽然没有错，但是在线上卖线上课的结果往往是销量几乎为零。原因有两个：一是线上的竞品非常多，用户难以选择；二是用户没有判别能力，无法辨别这个线上课是否值这个价格，所以很难直接购买。正因为如此，线上课的销售渠道并不是线上，而是线下，也就是在用户参与了沙龙体验课，并建立了信任之后，疗愈提供方再给用户推荐线上课，供用户随时随地学习。

第5个变现渠道：年卡。年卡只是周期性集中消费的方式之一，也可以是季卡或者半年卡。年卡可以让用户一次性缴纳较高的费用，然后可以享受多次沙龙、个案和线上课程等服务。通过年卡的销售不但可以提升销售收入，还可以降低疗愈提供方的销售成本，毕竟向用户推荐5次个案的难度比让用户购买年卡的难度要高很多。

第6个变现渠道：产品。卖产品是建立在用户的信任之上，当用户对疗愈提供方建立了信任后，那么在疗愈体验过程中用过的精油、芳香、禅服和茶叶等都可以进行销售，特别是一些疗愈乐器，如水晶钵、铜钵、铜锣、手碟和空灵鼓等，都是可以变现的产品。

第7个变现渠道：师带徒。前6个变现渠道的利润都来自客户，而师带徒的利润来自疗愈提供方。许多新手想从事疗愈行业，成为疗愈提供方。经验丰富且专业能力较强的成熟疗愈提供方就可以通过教授疗愈方法来获得利润。

一般的疗愈提供方往往只看到两三个变现渠道，就认为从事疗愈行业难以变现，当我把沙龙体验课、个案、线下课程、线上课程、年卡、产品和师带徒这7种常见的变现渠道告诉他们时，他们的眼睛突然开始发亮，对笔者的商业思维十分佩服。但这7种渠道只是冰山一角，它们只是以疗愈提供方为核心，尽可能地连接周边厂商和个体用户。如果把商业视角扩大到整个疗愈经济全景图中，则还有空间方、疗愈服务方、群体用户和主管部门可以挖掘，而这些商业变现渠道的利润才是整个疗愈经济的重要组成部分。

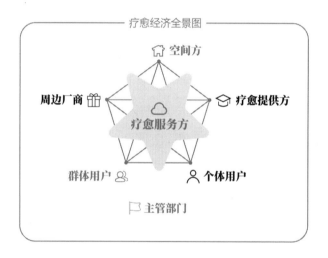

许多疗愈提供方无法站在整个疗愈经济全景图的角度去思考商业。2023年初，许多疗愈提供方提出"共创"的概念，也就是多个疗愈提供方在一起想办法吸引客户，一起吃下疗愈这块蛋糕；从广义上来说，这也是做了个小平台。当笔者看到这种"共创"的模式时，就断言这个商业模式不成立，果不其然，到了2023年下半年，就再也没有人提"共创"的概念了。

为什么"共创"的概念不成立呢？笔者经过调查分析发现，提出

"共创"概念的无非有两种人。第一种人有场地，想让各种疗愈提供方入驻，这样就能为场地带来客户。这从表面上来看是成立的，但是深入剖析之后就会发现漏洞百出。参与"共创"的疗愈提供方自身吸引客户的能力并不强，今天张三带来2个客户，明天李四带来3个客户，假设有10个疗愈提供方就能带来30个客户，但是30个客户要支撑10个疗愈提供方的成本，这谈何容易？而且10个疗愈提供方在一起，差异化怎么解决？各个疗愈提供方之间互相面对面竞争，这样的结果可持续吗？

第二种提出"共创"的人，是出于"抱团取暖"的发心，认为自己没有很好的变现途径，就把大家聚集在一起想办法。这个想法明显是有些偏颇的。当外部环境很冷时，大家才要抱团取暖，可现在整个疗愈市场并不冷。许多疗愈提供方根本没有意识到问题出在找不到东西吃的"饿"，一些无法拥有良好变现途径的疗愈提供方聚集在一起，更像是一帮非常饥饿的猎手聚会，他们会想着提高自己的打猎技巧吗？肯定不会。大家都是快饿死的人了，万一看到一小块肉，那还不打起来抢肉吃？

除了"共创"，2023年还有一个关键词也是起初非常火热，最后却慢慢没落，这个词就是"孵化"。经过调查与分析发现，市场中在做"疗愈提供方孵化"的人分三种情况，分别是：有场地，找流量；有课程，赚学费；有产品，找分销。

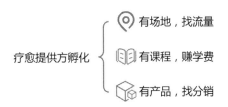

第一种，有场地，找流量。这种人与提出"共创"概念的人是一样的，比如Tommy有个场地，但是没客户，而自己一个人难以引流，所以通过"孵化"的概念多找几个疗愈提供方来凑人气，简单来说，这是以孵化疗愈提供方的名义，把疗愈从业者当引流工具而已。

第二种，有课程，赚学费。这也是市场中较为常见的，比如Joice有个颂钵冥想课程，招生情况不容乐观，当看到很多人想从事疗愈行业后，就决定赚他们的学费，把自己的课程教授给他们。如果Joice的经验够足、能力够强，这样是无可厚非的，但如果她自己的疗愈能力并不强，商业运作能力也很薄弱，那么她收这个学费，既没有让学员获得疗愈能力提升，也没有让学员真正成为疗愈提供方而获取利润，那这样的孵化不就是把新手疗愈提供方当韭菜吗？

第三种，有产品，找分销。这种方式会比前面两种更高级，比如Ben开发了一个高端课程或高价体验产品，假设是某个10万元的课程，先以孵化的名义打折让新学员来学习，并且透露给学员：这个高端课程如果卖出去，可以获得提成。包括他自己的延伸产品如精油、芳香等都可以进行售卖。这种就是以孵化的名义，把疗愈提供方当成分销的下家。

笔者并不是说所有提出"共创"和"孵化"的人都不怀好意，只是在2023年这短短的一年里，笔者遇见了形形色色想通过疗愈行业来圈钱的人。笔者并不反对在疗愈行业内获取利润，但是在获取利润时损害其他人的利益，最终让更多人离开疗愈行业，笔者是坚决反对的。

笔者希望有更多的人从事疗愈行业，从而共建疗愈市场，共享疗愈经济。所以笔者创立了"愈到"这个平台，作为全球疗愈资源整合平台。"愈到"提出了"扶持"的概念，也就是扶持更多的人从事疗愈行业，成为疗愈提供方。

对于疗愈提供方来说，疗愈分类非常之多，在愈到小程序中，已经有冥想、瑜伽、编织、戏剧、音乐、卡牌、舞动、芳香、绘画、音钵、琴类、游戏、铜锣、手工、手碟、鼓类、唱诵、水晶、科技和影视等品类。

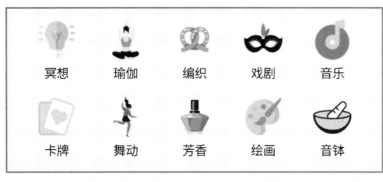

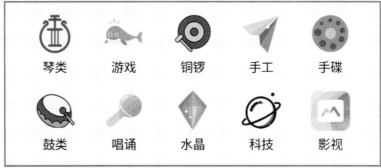

这么多的分类对于新手疗愈提供方来说并非坏事，因为分类越多，也就意味着细分领域的竞争越小。比如Amy想进入疗愈行业，面对大量有三年以上经验的疗愈提供方，她可以选择的细分领域还有很多，比如折纸疗愈这个品类下尚未有顶尖的专家，那么在这个细分领域下她完全可以成为引领者。Amy需要在宣传时给用户灌输两个概念，一是"折纸疗愈是非常好的疗愈项目"，二是"自己是折纸疗愈的引领者"。从影响用户认知的角度来说，这样的宣传成本是非常高的。

如果用传统的方式去传播这两个概念，就相当于给每天接受海量信息的用户们再添加两个新的信息，用户本身就已经被无数的信息弄得焦头烂额，面对两个新的信息更不会再吸收了。但是作为疗愈提供方，如果不让用户再吸收这两个信息，那么Amy将无法在这个细分领域立足。面对这样的情况，愈到平台提供了两种扶持方案，一是细分品类排名，二是线下引流推广。

愈到平台的两种扶持方案

| 细分品类排名 | 线下引流推广 |

细分品类排名，就是疗愈师的服务在愈到平台中是根据细分品类进行区分的，每个品类会有单独的一个按钮。这也就意味着热门的绘画疗愈和新兴的折纸疗愈是平行出现的，对于用户来说，这种相近的位置就相当于给绘画疗愈和折纸疗愈相同的地位，解决了Amy在传播过程中需要给用户灌输第一个概念"折纸疗愈是非常好的疗愈项目"的问题。与此同时，Amy提供的折纸疗愈服务是不会和音钵疗愈、舞动疗愈等大师课程一同出现的，这也就意味着Amy只会与折纸疗愈的同行出现竞争。除此之外，在每个细分品类中，用户可以通过好评率来快速进行排名，从而辨别出疗愈服务的好坏，Amy只需要服务好每一位客户，那么在这个竞争极小的新兴细分领域中，很快就会成为排名第一的疗愈师，这就解决了Amy在传播过程中需要给用户灌输第二个概念"自己是折纸疗愈的引领者"的问题。

看似通过"细分品类排名"就可以解决疗愈师传播过程中需要给

用户灌输两个概念的问题，从而解决传播成本较高的问题。但是在这个过程中会有一个细节问题：Amy没有初始用户，怎么才能提供好的服务，从而得到好的评价呢？这就不得不提到愈到平台为疗愈师提供的各种客户导流和实践机会了。首先是疗愈节，愈到平台于2023年6月开始，在上海和广州举办了4届疗愈节，在疗愈节中会聚集各个品类的疗愈提供方，由愈到平台进行宣传，吸引用户来体验疗愈服务，这样就能给Amy这样的新手疗愈提供方提供初始体验用户。除了疗愈节，愈到会从2024年开始举办疗愈展会，在展会上也会为疗愈提供方提供客户的引流。除此之外，还会有不定期的企业内训、高端营地和创意园区等采购疗愈服务，只要Amy的折纸疗愈得到认可，就能被采购，这些是对疗愈服务初始用户的有效补充。

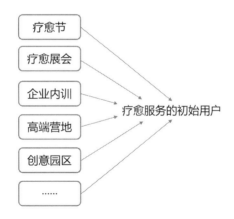

由于经验与技能的差异、市场需求的差异和商业思维的差异，疗愈提供方的变现渠道不尽相同。为了能够让疗愈市场更加繁荣，笔者提供了尽可能多的变现渠道和扶持方案供疗愈提供方参考，目的就是让疗愈提供方完善商业模式，从而有助于疗愈经济的全面发展。

2.4　环境音乐在疗愈中的应用

　　环境音乐是一种与环境相融合的音乐，又称背景音乐，是一种为商场、写字楼、品牌服饰门店、星级酒店、餐饮场所等特定的线下实体空间场所而设计的音乐形式，是由专业音乐人或机构提供的一项服务，旨在为特定场所或活动提供氛围和情感支持。环境音乐之所以也属于疗愈产品，是因为它可以悄无声息地融入生活空间，创造一种与周围环境相互呼应的氛围，通过连续不间断地播放节奏和旋律，提升人们的环境舒适度，增强体验的代入感，从而达到身心平和与疗愈的效果。

　　作为国内领先的环境音乐品牌提供商，EnvoMusic 的创始人兼 CEO 陆尤在"愈到·全球疗愈峰会"上为大家带来了主题分享："环境音乐在疗愈中的作用"。

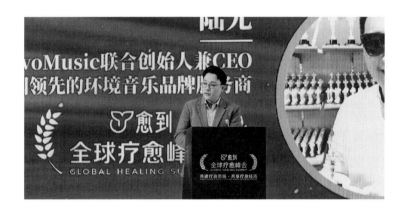

环境音乐可以是自然的声音，也可以是人造的声音。环境音乐的心理学作用不可小觑，研究显示，音乐能够直接影响人们的情绪、认知和生理反应。环境音乐通过其旋律、节奏以及和声，能够创造出特定的情绪氛围，它的作用主要体现在以下几个方面：

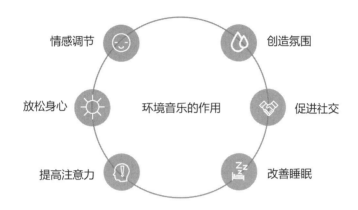

（1）情感调节：音乐具有表达情感和调节情绪的作用。选择合适的音乐，可以帮助人们缓解焦虑、紧张、抑郁等负面情绪。

（2）放松身心：环境音乐柔和、稳定的旋律和节奏有助于降低人们的生理和心理压力，促进身心的放松。

（3）提高注意力：适当的环境音乐可以增强人们的注意力，提高学习和工作效率。

（4）创造氛围：环境音乐可以营造出各种氛围，如轻松、愉悦、安静等，有助于人们更好地适应不同场景。

（5）促进社交：环境音乐在公共场所可以增强人们的社交互动，提高人们的沟通效果。

（6）改善睡眠：柔和、舒缓的环境音乐有助于改善人们的睡眠质量，延长深度睡眠时间。

环境音乐对于个体用户和群体用户有着非常好的疗愈作用，所以在各个空间中有着大量的场景应用，常见的有酒店、学校、写字楼、商场、养老院和休闲场所等。

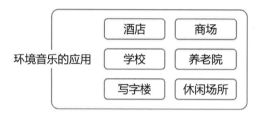

环境音乐的第1个应用场景是酒店。在酒店里，环境音乐的特点是旋律优美、和谐，节奏稳定，音量适中，不会干扰人们的谈话、休息和思考。通过创造宁静、舒适的音乐环境，帮助个体放松身心、表达情感、促进情绪管理，以及增强社交连接和情感支持。

同时，音乐具有帮助人们表达和处理情绪的作用。根据人们不同的情绪状态选择相应的音乐，可以帮助他们表达情感，促进情绪的释放和调整。EnvoMusic在为金茂酒店集团做设计时，就根据"忧郁和沮丧""焦虑和压力""愤怒和敌意""疲劳和失眠""孤独和失落"等不同心理状态分别设计了"欢快""舒缓"和"温馨"等不同情绪听感的音乐。

近年来，一些酒店也会单独开辟一块空间作为鼓励人们参与音乐创作和即兴演奏的场所，以促进他们的自我表达和创造力发展。这种活动不仅提供了一种自主性和控制感，还有助于自我探索和情感释放。同时，音乐具有强烈的记忆触发作用，可以帮助参与者唤起与特定事件、人物或时期相关的记忆和情感。播放人们熟悉和喜爱的音乐，可以唤起他们的回忆，并加强情感表达和连接。

环境音乐的第2个应用场景是学校。在学校等教育环境中，播放白噪声、阿尔法脑波音乐和一些具有特殊功能的频率音乐，可以提高学生的学习效果，增强专注力和记忆力，缓解学习压力。

环境音乐的第3个应用场景是写字楼。在写字楼中，环境音乐可以激发人们的创造力，有助于方案创作、会议中的头脑风暴和解决策略的优化。在午休时间播放轻松的音乐，还可以帮助员工放松身心，恢复精力。

环境音乐的第4个应用场景是商场。在商场中，播放环境音乐可以提升顾客的购物体验，提高疗愈感受。2017年10月，EnvoMusic建立了和万达集团的合作，截至2023年，EnvoMusic所合作的商业地产规模达到500幢，门店超过10 000家。越来越多的人意识到环境音乐在整个商业中的重要价值。

播放环境音乐并不是简简单单地播放一段音乐那么简单，它需要结合场地空间的运营文化理念，从细节打造项目的差异化，注重声音与不同项目视觉空间设计的整体化配合。各种装修细节、美陈布置、各时段的人流量、喇叭点位布控形成的声场等因素，会直接影响歌曲配器、节奏类型和音乐流派等选择，从而影响工作人员和客户的感官体验，进而决定了环境音乐的疗愈效果。

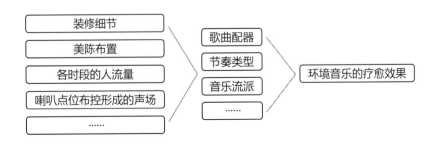

环境音乐的第5个应用场景是养老院。在养老院等老年人居住场所，环境音乐可以帮助老年人缓解孤独、抑郁等情绪，提高生活质量，达到疗愈的目的。例如在建党100周年时，EnvoMusic专门定制了红色主题歌曲的专项歌单，唤醒了很多人的青春，也向老一辈奋斗者的拼搏精神致敬。

环境音乐的第6个应用场景是休闲场所。比如在公园、咖啡馆、奶茶店、动植物园和餐厅等场所，环境音乐可以为人们营造一个舒适的氛围，让人们在其中得到放松和愉悦。品牌餐厅如要营造一种轻松舒适的氛围，除保障菜品质量、服务和卫生外，少不了背景音乐的帮助。客户在用餐时听优美的轻音乐，除了可以疗愈身心，还可以使大脑交感神经兴奋、消化腺分泌的消化液增多、消化管道的蠕动加强、肠胃的血液循环加快、食物的消化和营养物质的吸收更加充分，并且利用慢节奏音乐也可以促使客户细嚼慢咽，减轻肠胃负担，从而增强肠胃的消化功能。

休闲场所的背景音乐选择是个性化的，不应该千篇一律，需要结合休闲场所的经营特色、消费群体对音乐的欣赏习惯、休闲场所的生意状况等选择最佳播放内容。比如西安大唐芙蓉园的背景音乐就以唐代宫廷乐为主，大连一家特色康养花园农庄是以鸟鸣、淙淙流水声等大自然原生态的声音作为背景音乐。此外，现在有很多特色主题餐厅，在背景音乐的选择上就与餐厅特色紧密结合，甚至是用背景音乐来彰显和突出这种特色。广州一家"人民公社食堂"主题餐厅，它的背景音乐是以红色年代的经典歌曲为主。

不管是酒店、学校、写字楼、商场、养老院还是休闲场所，通常会根据不同场景和需求选择不同流派的环境音乐。常见的环境音乐流派包括四大类：古典音乐、轻音乐、自然声音和电子音乐。这些流派的音乐大多具有和谐、优美、舒缓的特点，非常适合作为环境音乐来达到疗愈的效果。

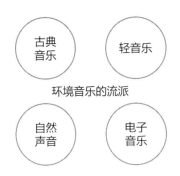

古典音乐：古典音乐具有优雅宁静的特点，适用于医疗和教育等场景。例如巴赫的《哥德堡变奏曲》、贝多芬的《月光奏鸣曲》等都是非常适合作为环境音乐的作品。

轻音乐具有轻松、愉悦的特点，适用于休闲、办公等场景。

自然声音是指自然界中的各种天然的声音，如鸟鸣声、溪流声、海浪声等。自然声音具有宁静、和谐的特点，适用于疗愈空间、酒店休息室、心理咨询室以及冥想空间等场景。例如森林之声、海洋之声等都是非常适合作为环境音乐的自然声音。

电子音乐具有现代、科技感强的特点，适用于科技展馆、时尚品牌服饰门店等场景。例如电子舞曲、电子合成器舞曲等都是非常适合的环境音乐。

环境音乐提供商作为一种特殊的疗愈提供方，还需要有软硬件的支持。EnvoMusic自主研发了系统播放器，实现了即插即用、远程互联，只需要插上电源、连接网络就可以稳定工作。

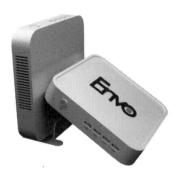

EnvoMusic自主研发了蓝牙音乐音响，可通过无线连接5台蓝牙小音箱，真正实现免安装直接使用。虽然它只有A4纸2/3大小，却能够让环境音乐覆盖40平方米的空间。

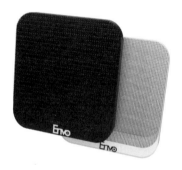

除此之外，EnvoMusic还自主研发了门店智能音乐播放系统，实现了实时自主分区域、分时段、分活动定制音乐；并可以远程控制多台设备同步，方便用户随时随地享受环境音乐。

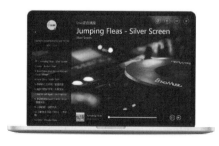

　　环境音乐需要设计师具备丰富的音乐知识和经验，以及对场景和需求的深入理解。制作环境音乐时，要注重音乐搭配和谐、播放器材性能稳定、音质悠扬舒缓，音量应根据场所的人流和需要做一个适中的平衡，并且曲目之间衔接应无感、流畅。同时需要根据不同场景和需求进行不同音乐流派、情绪表达、节奏速度的编排。

　　EnvoMusic作为国内领先的环境音乐品牌服务商，本身并不创造音乐，而是将合适的环境音乐放到合适的空间中。在音乐版权方面，EnvoMusic与中国音乐著作权协会、中国音像与数字出版协会，以及太合麦田、网易云音乐、SONY音乐、LYRA音乐、USEN音乐、环球音乐和滚石音乐等进行了合作。

　　环境音乐是一种非语言的交流方式，通过音乐的频率、节奏、旋律等元素，帮助人们缓解压力、提高生活质量，从而发挥疗愈作用。

　　疗愈提供方在整个疗愈经济全景图中扮演着非常重要的角色，不管是个体的疗愈提供方，还是像EnvoMusic这样的服务商，都为整个疗愈经济的发展提供了不可或缺的重要支持和发展保障。

3

疗愈是空间
方蓬勃发展的
利器

3.1 慢生活园区疗愈都市年轻人

在疗愈经济全景图中，疗愈空间方在最顶部的位置，因为它提供了一个空间，供群体用户、个体用户、周边厂商、疗愈提供方和疗愈服务方进行交流和连接。常见的空间方有商场、酒店、民宿、营地、园区、景区、乡村、书店、餐馆、咖啡馆、美术馆等。

空间方并不是无偿地为疗愈经济提供空间场所，它也需要通过疗愈给自己带来更多人流与商业机会，比如商场提供许多的疗愈活动，就可以引来更多的人流，从而增加商户营业额，最终可以增加商场的店铺租金；酒店和民宿通过提供各种疗愈服务，可以增强客户体验，不但能提升其入住率和入住单价，还可以提升客户的复购率；营地通过提供各种疗愈服务，可以在激烈的市场竞争中脱颖而出，提升客户的采购率。这些空间方都是看准了用户对疗愈的巨大需求，期望通过疗愈的概念带来更多的客户，从而提升空间方的各方面经济指标。

作为空间方的九方印集团，主要在粤港澳大湾区做城市更新微改造和园区运营。从商业分类来说，九方印集团的主营业务属于房地产板块，在整个市场大环境下，房地产板块已不再成为高利润的行业，他们在做园区运营时也是面临巨大的压力。而九方印集团在广州番禺区的"西坊大院"项目却能成为一个网红打卡地，靠的就是疗愈的概念。九方印集团副总裁叶瑞立在"愈到·全球疗愈峰会"上做了"慢生活园区疗愈都市年轻人"的主题分享。

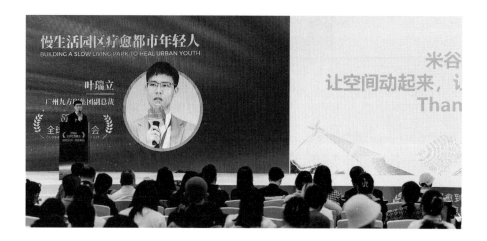

2018年10月24日，习近平总书记来到广州市荔湾区西关历史文化街区永庆坊考察[1]。永庆坊是一个旧改微改的房地产项目，能够得到习近平总书记的莅临考察，可见其成果非常突出。九方印集团在广州市番禺区的"西坊大院"项目，就可以理解为番禺区的永庆坊。

西坊大院是在番禺的老城区，前身为1958年成立的番禺县地方国营农副产品综合加工厂，后更名为番禺县保健食品厂。园区占地3万平方米，建筑面积约5万平方米，是原番禺县工业经济的起源地之一，拥有少见的红砖瓦房群落、苏式历史建筑以及充满改革开放年代气息的工厂车间，出产过潘高寿、何济公、乐其饮料等知名品牌，见证了番禺工业经济的发展变迁，保留了很多番禺居民的历史记忆，承载了

1　https://baijiahao.baidu.com/s?id=1769108760150374970.

父辈的青春岁月，具有较高的历史文化价值，被列入广州市工业遗产保护名录。

通过三年的运营，西坊大院已经从一个破旧的老城区厂房变成了国家AAA级旅游景区，从一个创意园区变成一种文旅经济的样板，从一个商业空间变成了都市年轻人疗愈的打卡胜地，还获得了2023粤港澳大湾区营商环境"年度最佳产业园"、番禺区优秀慈善空间、"岭南古邑、粤韵番禺体验游"文化旅游精品线路、广州市级文化产业示范园区、番禺区非遗传承基地、2022广州最具潜力文化产业园10强、全国最受欢迎公共文化空间TOP50、抖音吃喝玩乐榜TOP1、大众点评书店音像热门榜TOP1、羊城最美商铺等诸多奖项。

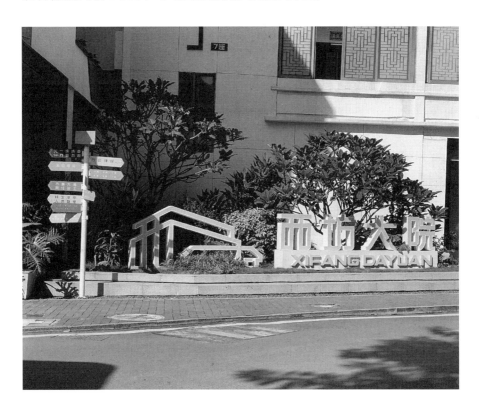

　　九方印集团是如何在房地产行业不景气的情况下，成功运营西坊大院的呢？最初拿下西坊大院这个项目时，九方印集团为寻求突破就采用了疗愈主题。通过各种疗愈活动，把它蕴含的广州工业历史的文化价值进行了挖掘和活化，通过微改的方式让整个文化产业和生活方式得以传承。在民间还流传着"荔湾有西关，番禺有西坊"的佳话。

　　西坊大院提供了全天候、全时段享乐的园区业态：吃喝玩乐游娱购一条龙，以沉浸式疗愈定位景区功能，提供在地文化的深度体验，整合了一系列的疗愈活动，比如文创市集、读书会、书友节、音乐节、非遗文化展览、艺术展览、快闪表演等。

　　西坊大院作为一个园区，面积很大。作为疗愈空间来说，它与普通的疗愈空间的区别在于做到了疗愈生活的闭环——从早到晚都可以享受慢生活，体验疗愈活动。西坊大院提供了一整天的慢生活疗愈微旅行指南，给每个来园区的用户做了详尽的疗愈时间安排。

时　间　段	慢生活疗愈微旅行指南
9：00—12：00	喝一杯米谷咖啡，在文艺环境中开启全新的一天；在米谷书店看书；在乡愁博览馆看展；在景区漫游体验市井番禺的工业遗产、拍照打卡
12：00—14：00	到夜西坊美食街满足口福；在骑楼街喝奶茶、玩游戏；消磨正午的阳光
14：00—18：00	在非遗工艺街与老师一起制作非遗作品；在四合院聆听一场室外音乐会；下午逛逛河畔市集，在艺术展览中心欣赏艺术品
18：00—0：00	到楼上花园餐厅享受融合美食；在米说微剧场观赏脱口秀；夜晚游览西坊，感受不一样的时光
0：00—9：00	回到民宿公寓，沉淀生活心得，迎接崭新的一天

西坊大院因为其独特的地理位置、特殊的历史建筑和地域文化，很难被复制，但是西坊大院中的米谷书店却可以被许多空间方效仿。米谷书店虽然置身于西坊大院之中，但它也是一个单独的疗愈空间方。

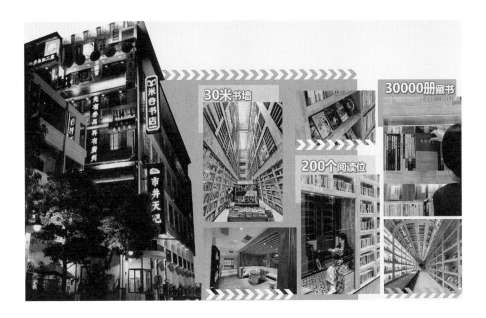

米谷拥有1万平方米左右的面积，它以书店为核心，拥有四个板块。

第一个板块就是书店，米谷书店拥有30米高的书墙，30 000册左右的藏书以及200个以上的阅读位。从商业角度来说，书店本身利润非常低，大家都是逛书店但是不买书。为什么不买书还要逛书店呢？因为在书店里很容易平静下来，很容易被疗愈，同时自己的想法或灵感就会更多一点。

第二个板块就是米谷生活。单纯靠书店是很难盈利的，所以通过米谷生活可以与各种疗愈提供方连接。在米谷书店中有超20个疗愈空间，1万平方米左右的面积中，有30%的空间是可以直接做疗愈活动的。

第三个板块是米谷商务，也就是疗愈提供方、疗愈周边厂商和疗愈服务方的工作室一旦入驻园区，不但可以享受园区的专业服务，还可以获得园区巨大的客流。

第四个板块是米谷旅学。西坊大院的米谷模式已经形成了会员制，把疗愈提供方、疗愈周边厂商和疗愈服务方的会员聚集在一起，通过旅学的方式让这些会员互相连接，从而产生更多经济效益。

对于空间方来说，以往都是通过吃喝玩乐来满足消费者的多巴胺需求，而"疗愈"则是满足现在年轻人更深层次的精神诉求，西坊大院作为园区的代表，通过实际的运营成果证明了空间方作为疗愈经济全景图中的重要角色，可以为个体用户、群体用户、疗愈提供方、疗愈周边厂商和疗愈服务方等提供全面的服务，为疗愈经济的繁荣贡献自己的一份力量。

3.2 疗愈如何提升酒店与民宿的溢价

对于疗愈经济的空间方来说，酒店与民宿是最显而易见的受益者，"愈到·全球疗愈峰会"的举办地上海阿纳迪酒店是一家城市养生疗愈度假酒店，从进入酒店大堂闻到的气味、听到的音乐，再到酒店每个角落的装修和布置，无一不体现了"疗愈"二字。入住房间后，酒店还为每一位客户提供舒适的疗愈服装，不仅让客户摆脱了以往穿着的束缚，更是从心理层面上使他们放下工作和生活中的各种烦恼，沉浸在酒店的疗愈服务之中。同时阿纳迪还提供了许多疗愈的课程和体验，可以直接提升客户的满意度，而客户的满意度提升又会直接拉高酒店的入住率和复购率，更重要的是它可以拉高酒店的客单价——通过互联网平台查询后发现，上海阿纳迪酒店的住房单价远超附近1公里范围内的其他同级别五星酒店。

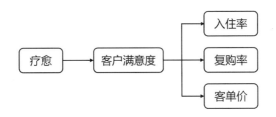

2023年12月14日，文化和旅游部副部长杜江介绍，2023年前三季度，国内旅游达36.7亿人次，实现旅游收入3.7万亿元，同比分别增

长 75% 和 114%。居民旅游需求得到集中释放，居民出行大幅度增加。在带动相关消费扩大的同时，也促进了经济复苏。[1]

旅游人次和旅游消费的增长，对于酒店和民宿行业来说是一个巨大的利好，但是在与许多酒店和民宿的负责人沟通时发现，酒店与民宿的入住率并没有得到显著的提升，这是因为新开的酒店与民宿不在少数。而且在酒店和民宿行业激烈竞争的今天，如果只是提供"吃"和"住"，很难突显出自己的核心竞争力。许多酒店和民宿的负责人在寻求突破时，最先想到的是通过硬件设备来提升。比如在房间内提供智能化的客房服务，包括语音控制、自动化窗帘、智能灯光等，但是这些可以直接通过"钱"来解决的硬件设备升级，每一个酒店或民宿都可以完成，随着时间的推移，这些硬件设备会在每个酒店或民宿普及，这种核心竞争力又变得荡然无存了。

正因为酒店与民宿业存在着这样的问题，2023 年 12 月 20 至 21 日举办的"2023 莫干山民宿大会"上，主办方就邀请笔者去做了"疗愈+，民宿未来新机遇"的主题分享。

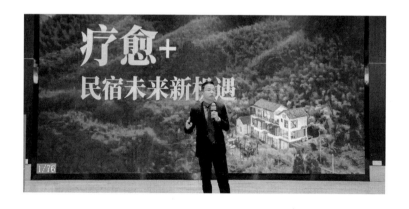

　　"2023莫干山民宿大会"的主题为"为民宿找未来"，有数百名专家学者、业界精英参加，聚焦乡村振兴、生态文明建设、科技兴国等时代主题，通过分析文旅行业的新趋势、新技术、新现象，寻找发展机遇。虽然主题名称叫作"为民宿找未来"，但是现场近1 000名参与者中有不少高端酒店的负责人，所以把主题叫作"为酒店与民宿找未来"更为合适。

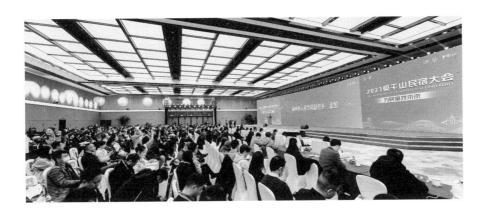

　　在这个酒店与民宿业内人员聚集在一起寻找未来的大会上，"疗愈+，民宿未来新机遇"的主题分享受到了全场的掌声欢迎。笔者演讲完之后，数百人前来寻求添加微信，这表明了大家对于现在酒店民宿行业破局的渴望，也表现出了对疗愈的认可。

　　近几年，许多与疗愈相关的民宿成为大家热议的话题，不管是民宿里的颜值担当"大乐之野"，还是有独特精神内涵的度假酒店"松赞"，抑或是森林里的疗愈系度假酒店"不是居·林"，无一不给用户提供了疗愈的情绪价值。由值得买科技和《消费日报》联合发布的《"省"与"花"的平衡木——2023消费市场年轻人兴趣消费趋势报告》就提到了"情绪价值推动文旅经济"，这里的"情绪价值"就可以理解为"疗愈"，在笔者看来，疗愈就等于机遇。

情绪价值推动文旅经济
EMOTIONAL VALUE DRIVES CULTURAL TOURISM

疗愈＝机遇

　　酒店与民宿可以通过疗愈来吸引客户，从而提升客户满意度，实现入住率、复购率和客单价的提升。笔者整理并实践的关于"疗愈提升酒店与民宿溢价"的落地方案有9种之多，而对于酒店与民宿而言，既廉价又效果显著的方案有5种，分别是疗愈打卡地、疗愈活动、疗愈产品、疗愈空间与疗愈旅修。

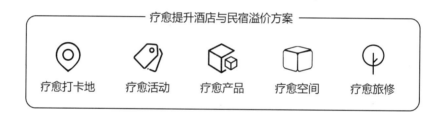

疗愈提升酒店与民宿溢价方案

疗愈打卡地　疗愈活动　疗愈产品　疗愈空间　疗愈旅修

　　所有方案中，最廉价的方案莫过于为酒店和民宿打造"疗愈打卡地"，疗愈打卡地是一块可以让用户感觉到疗愈并可以拍照的区域。比如在河边的一棵梧桐树下，听着小鸟悦耳的鸣叫，本身就给用户带来了疗愈的感觉，同时又可以拍照，拍照的目的是让用户自发地在朋友圈宣传。疗愈打卡地可以是餐厅的某个安静的角落，或是门庭与走廊的一个台阶，或是从房间窗口望出去的一片景色。酒店和民宿需要设计9个疗愈打卡地，目的是能够凑满朋友圈的九宫格，方便用户在朋友圈宣传。而且这9个疗愈打卡地需要以图片或文档的方式发给用户，让用户知道哪里有疗愈打卡地，并且知道怎么拍才好看。

　　除了疗愈打卡地之外，举办疗愈活动也是能让酒店和民宿提升用户体验的直接途径。比如提供颂钵、冥想、手碟、香道等疗愈类的活动，让客户可以自行选择参加，这样就能在"吃"和"住"的基础上给用户提供情绪价值，从而与同品类的酒店与民宿拉开差距。在引入疗愈活动的前期，可以采购各种成熟疗愈师的活动，通过一段时间的客户观察，选择满意度较高的疗愈活动作为长期疗愈活动。

第三种提升酒店和民宿溢价的疗愈方案是疗愈产品。这些产品可以是精油、香薰、禅服等，但并不是仅仅将这些产品摆放到显眼的位置供用户自行采购，而是把疗愈产品与疗愈活动相结合。比如在给用户提供颂钵催眠的体验时，在房间的扩香机中滴上几滴精油，让客户通过嗅觉感受到大自然的芳香。当客户体验完疗愈服务后，就可以买两瓶精油带回家，客户带走的并不仅仅是精油，更是这次疗愈活动的美好回忆和对酒店民宿的牵绊。

第四种提升酒店和民宿溢价的疗愈方案是疗愈空间。这个方案并不仅仅是提供一个20～30平方米的房间供客户进行自行疗愈，而是将空间打造成具有疗愈功能的场所，比如摆放多盆绿植，播放舒缓的海浪音频，采用与音乐相匹配的灯光，播放大自然的视频等。

第五种提升酒店和民宿溢价的疗愈方案是疗愈旅修，疗愈打卡地、疗愈活动、疗愈产品和疗愈空间这四种方案虽然在短期内可以让酒店与民宿实现差异化，但是随着时间的推移，所有的酒店和民宿可以有自己的疗愈打卡地、疗愈活动、疗愈产品和疗愈空间，仍然会出现同质化的问题。而疗愈旅修则是结合酒店与民宿的本身特色设计的微旅游修行，比如在酒店民宿的小溪旁品茶、在山谷中听钵冥想、在山野小路间绘画等，由于周边的自然景色是独一无二的，因此这样的疗愈旅修是无法抄袭和模仿的。如果酒店民宿周边没有独特的自然景观，则可以结合当地特色的历史人文体验活动，比如疗愈手工艺制作、本地美食烹饪等，毕竟每个地区的历史文化是不同的，甚至酒店和民宿可以创造属于自己的特色文化，从而打造全中国唯一的疗愈旅修方案。

酒店与民宿是所有疗愈空间方中最显而易见的受益者，国内的酒店与民宿数量巨大，每年还有数以千计的酒店和民宿开业，在激烈的市场竞争中，疗愈成为每个酒店和民宿寻求差异化、形成核心竞争力的一个重要指标。

3.3 疗愈，美容行业的新机会

美容行业简称美业，也是疗愈经济的巨大受益者。美业拥有大量的门店和体验中心，其客户以都市女性居多。在美业创业20年的祝愉琴说，许多女性来美容院的目的，除了是让自己更美更健康外，有时候也是需要有地方倾诉和疏解。

祝愉琴在20年前因为脸上长满了痘痘，所以创办了"静博士"，到现在拥有100家生活美容机构、9家医疗美容机构、超20家养发机构，并且提供的店务管理SaaS软件已经服务了全国5 000家以上的美容院。她还是全国工商联美容化妆品业商会副会长、中国整形美容协会民营医疗美容机构分会副会长、全国巾帼建功标兵。作为美容行业的一个"老兵"，她在"愈到·全球疗愈峰会"上分享的主题是"疗愈，美业的新机会"。

从人类发展的进程来说，人们的寿命越来越长，几十年前很多人活不过50岁，而现在50岁还是青壮年。在人们寿命不断变长的过程中，出现了两个词，一个是"老龄化"，另一个是"长寿"，看似意思相近，却表达着不同的状态。"老龄化"通常会伴有疾病、衰老等各种问题，而"长寿"则是要健康地活出生命的质量。它们之间有着本质的区别。

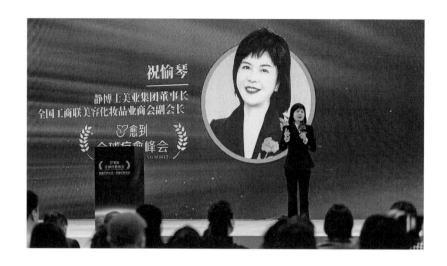

当前，由于经济环境的不确定性，人们对工作和生活有了前所未有的巨大压力。对于工作来说，经济环境的不确定性可能导致就业机会减少、薪资增长缓慢甚至下降，以及职业前景的不明朗，这会使人们担心自己的职业发展，甚至担心失去工作。在生活方面，经济环境的不确定性会增加人们对财务状况的担忧，使人们更加关注如何节省开支，减少非必需消费，从而导致精神压力增加，影响心理健康。

不管是人们追求高质量的长寿，还是追求工作和生活的压力缓解，都把美业推到了风口的位置。因为美容行业本身就有让身体健康、心灵疗愈的功能。正是因为美业处在风口的位置，所以中国拥有大量的美业机构和美业从业人员，美业是中国第三产业中就业人数最多的行业之一。当一个行业有如此多的从业者后，必然会出现内卷[1]。

在2023年，中国美业疯狂内卷，从比拼效益到比拼成本、比拼流

1　内卷：网络流行语，原指一类文化模式达到了某种最终的形态以后，既没有办法稳定下来，也没有办法转变为新的形态，而只能不断地在内部变得更加复杂的现象。

量、比拼服务、比拼技术和比拼科研背景等。如何在疯狂竞争中脱颖而出，寻求差异化呢？疗愈就是美业"卷出圈"的一个重要方向。

传统的美容行业的核心业务是做面部护理和身体护理，也就是"养生和养颜"，而走进美容院的人真的只需要养生和养颜吗？许多客户是因为心理问题走进了美容院，比如失恋后产生情感困扰，就选择到美容院去寻求清净；时常还有客户在晚上11点做完面部护理后哭得泪流满面，到了凌晨也不愿意回家，原因就是不愿意面对家里那个让她痛苦的人。

当人们出现巨大心理问题的时候，就要寻找一个躲避现实的空间、一个疏解压力的窗口、一个可以倾诉沟通的伙伴。去和父母讲吗？去和朋友讲吗？去和同事讲吗？都不合适。有的人选择走进美容院。有时候美容院对客户除了满足其功能性需要外，也提供了很多的情绪价值。

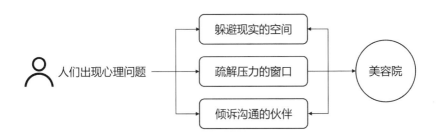

作为躲避现实的空间，美容院需要拥有可以让客户摆脱世俗的场域，通常需要从视觉、听觉、嗅觉、触觉和味觉这五感出发，给客户提供优美的视觉环境、独特的疗愈音乐、沉浸的芳香气味、轻柔的按摩体验和沁人心脾的食物体验。

作为疏解压力的窗口，美容院可以提供给客户相关的疗愈活动，比如放松冥想、颂钵疗愈、静心品茶和闻香琴疗等，让客户通过参与疗愈活动获得压力的缓解和释放。

为了成为用户倾诉沟通的伙伴，美容院的美容师需要经过统一的疗愈培训，这个疗愈培训并不需要让每位美容师达到心理咨询师的要求，而只需要做到"共情"——当客户诉说着自己家中的不幸或工作中的困难时，美容师需要在合适的时机回答："是的，你真的很不容易。"有时候，关键时候的陪伴，一句鼓励和安慰，可能远远比一小时的专业心理建议要更有疗愈效果。

所以说，美容行业如果继续只围绕"养生和养颜"，便会忽略客户的心灵需求，最终就会失去客户。疗愈完全可以作为美业服务的一个重要发展方向，这其实就是美业的第三个核心——"养心"。

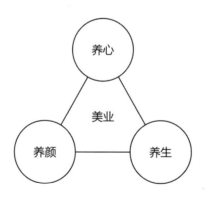

据业内人士不完全统计，购买美容服务的女士中有80%人到中年。年轻的女孩荷尔蒙旺盛，对世界充满了好奇，有许多男孩子给她送鲜花，不会觉得压抑，而且相信青春必须是张扬的，生活就应该多姿多彩，哪怕"人在江湖飘，难免不挨刀"，但是"挨一刀"之后，自己还年轻着，没有什么问题。而中年女性，身上有太多的压力和负担，没有这么张扬和自信，所以需要美容院提供养生、养颜和养心的服务，让其身心都能够得到疗愈，把自己打造成"中年少女"——年龄是中年，而身体状态和心理状态都是少女。

3.4　空间方利用疗愈焕发新春

除了园区、酒店、民宿、美业之外，还有哪些空间方是可以被疗愈经济带动的呢？其实所有需要人流的地方，都可以加入疗愈的元素，通过疗愈来吸引人流，从而让空间方焕发新春。根据笔者操盘的实际案例来划分，疗愈空间方有13种，分别是园区类、住宿类、美业类、养生类、餐饮类、书店类、展馆类、剧院类、游乐类、健身类、田园类、景区类和商场类。

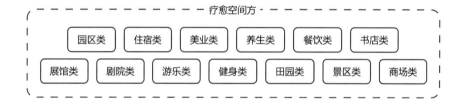

园区类空间方常见的有创意园区、产业园区，通常是在一个区域内有多种形态的企业和公司等；住宿类空间方常见的有酒店和民宿，通常给旅客提供住宿的服务；美业类空间方常见的有美容院、SPA馆、美甲店和医美店等，通常给客户提供美丽升级服务。养生类空间方常见的有足疗馆、按摩馆和中医馆等，通常给客户提供健康养生的服务，其与美业类空间方相近，广义上也属于美业板块。在本章的前三节中，已经详细地介绍了疗愈如何加持园区、酒店和民宿及美业，本节将会对其他类别进行详细探讨。

餐饮类空间方常见的有餐馆、咖啡馆和茶室等，当然这里并不是指整个餐饮行业，毕竟街边的包子店和办公楼附近的快餐店，暂时还不需要通过疗愈来增加客流。被疗愈经济所带动的餐饮类空间方最明显的特征就是客单价较高，这些餐饮类空间不仅是人们进餐的地方，更是人们进行社交和工作的场所。通过营造优质的疗愈氛围，在顾客就餐的同时，用舒缓的音乐放松顾客的身心，形成良好的就餐环境；制作一些与疗愈相关的美食，比如将健康的水果和蔬菜组合成一盘爱心形状的午餐，在饮料上放置一个可爱的冰块小熊，甚至给菜品取一个像"暖阳的午后"这样疗愈的名称，都可以提升客户的满意度，从而提升餐饮类空间的上座率和客单价。

书店类空间方常见的有书店和图书馆等。书店和图书馆如果只以卖书或借书作为主营业务，那么很难与线上的卖书或借书渠道去比拼价格，毕竟线下书店和图书馆的房租成本及人员成本要远远高于线上的渠道。所以书店类空间方应该凸显自己线下的优势，通过设置疗愈类的轻音乐来营造疗愈氛围，在显眼的位置摆放一些疗愈的艺术装置和艺术展品，并开设相关的疗愈活动，比如诗歌疗愈、阅读疗愈，或者组织疗愈相关书籍的作者做分享演讲等，甚至直接举办收费的冥想疗愈活动，都能够给人们提供知识的学习和心灵的疗愈。此外，还可以单独开辟一块区域售卖疗愈周边的文创产品，这样就能提升整个书店类空间方的经济效益。

展馆类空间方常见的有美术馆和博物馆等。展馆类空间方与书店类空间类似，可以通过设置环境音乐、摆放艺术展品、开办疗愈活动和提供疗愈周边的文创产品来提升经济效益。除此之外，展馆类

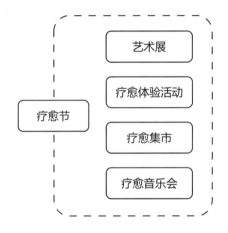

空间方还可以利用自己的艺术特性，举办审美疗愈、艺术疗愈和历史人文方面的主题活动，并利用自己的空间优势，举办各种主题的疗愈节——设计客户的艺术品游览线路，提供多场疗愈体验活动与疗愈集市，在晚间提供疗愈音乐会，这样就可以充分地调动客户的积极性，盘活展馆类空间。

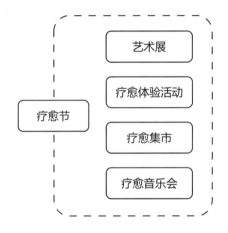

剧院类空间方常见的有剧院和电影院等。剧院类空间方与展馆类空间方类似，可以通过设置环境音乐、摆放艺术展品、开办疗愈活动、提供疗愈周边的文创产品和举办疗愈节来吸引人流。除此之外，可以根据剧院类空间方独特的空间特性，举办疗愈表演类节目和疗愈音乐会等，从而提升场地和空间的利用率，提高经济效益。

游乐类空间方常见的有儿童游乐园、亲子中心和游乐场等。如果父母带着孩子去这些游乐类空间，那么在孩子游玩的同时自己也可以游玩，完全不需要疗愈的加持，因为游玩本身就可以让父母忘却生活和工作中的烦恼，缓解和释放压力，清理内心的淤堵，让自己的心灵状态可以更有力。但是某些游乐类空间是无法让家长参与的，通常家长会去其他地方逛一圈，或者在咖啡馆中坐着玩手机，等2个小时后再去接孩子。这种情况下，游乐类空间方可以为家长提供一个疗愈空间，播放一些疗愈视频供家长观看，播放一些舒缓的疗愈音乐让家长得以休息，这样可以提升家长的满意度，从而提高自己的经济效益。

健身类空间方常见的有健身房、运动中心、瑜伽馆和普拉提馆等。运动本身就可以让大脑分泌更多的多巴胺和内啡肽等物质，所以人们在运动过程中是非常愉快的。但许多健身类空间方都会存在客户买了年卡后一年来不到三次的情况，这是因为客户还没有体验到运动健身带来的快感，就已经放弃了。从短期经济效益来说，收了年费但是客户不来使用器械，看似是有极高利润的，但是这样的客户到了第二年就不会再续费。从长远来看，单靠年卡的模式已经无法让健身类空间方持续经营，所以还是需要通过举办各种疗愈活动来吸引客户。比如在原来的团课中增加冥想、颂钵、空灵鼓等疗愈环节，并且通过售卖疗愈类的周边产品，如瑜伽垫、疗愈服饰等来刺激客户的二次消费，提高空间的经济效益。

田园类空间方常见的有乡村和营地等。乡村振兴战略是习近平主席于2017年10月18日在党的十九大报告中提出的战略[1]。近年来，国家又将"乡村"升级为意义更宽泛的"田园综合体"。对于田园类空间方来说，常见的运营模式有第一产业模式、第二产业模式、田园养老模式、民宿旅游模式、研学教育模式、场地定制模式和主题小镇模式。不管是哪种模式，都需要通过疗愈的加持来让田园类空间获得稳定而持续的客流。常见的方法有四种：一是以丰收节、音乐节、民俗节或

---

1 http://www.locpg.gov.cn/zt/2017-10/18/c_129726696.htm.

疗愈节为主题，每个月举办大型的活动，用以吸引大量客流；二是根据当地特色开设常态化的疗愈工作坊、自然研学项目及非遗体验活动，增加客户的黏性和停留时长；三是利用艺术展、艺术装置和网红布景等打造串联各个景点的艺术疗愈长廊，从而增加客户的游玩面积；四是为企业团建等打造定制化的服务方案。通过以上四种方法加上线上短视频和直播的推动，可以快速打造成与疗愈相关的田园类空间，真正实现乡村振兴，发展疗愈田园综合体的新经济。

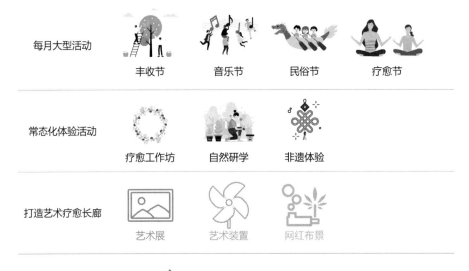

景区类空间方常见的有景区、度假区和公园等。景区类空间方可以仿照田园类空间方，通过每月大型活动、常态化的体验活动和打造艺术疗愈长廊来实现经济增长。除此之外，更要突出自己的自然景色优势，围绕景点的特性打造疗愈活动。比如有樱花林，就可以打造樱花林中颂钵冥想、制作樱花香薰等活动；如果有小溪，就可以打造桨板瑜伽、溪边听曲品茶等活动。多方面的疗愈活动设计和疗愈主题设定，可以让景区类空间快速成为网红打卡地。

商场类空间方常见的有商场和购物中心等。最基础的操作就是增加疗愈的环境音乐以及让空间内弥漫着解压的芳香。还可以定期在商场类空间里举办大型的疗愈活动，集合疗愈艺术展、疗愈市集、疗愈音乐会和大型疗愈艺术装置等。人员较为密集的商场类空间，本身就有许多各种业态的店铺来吸引人流，但是这些店铺没有串联起来形成更吸引客户的方式，所以可以结合疗愈活动，根据商户的特性，让客户进行打卡并参与疗愈活动。比如家长带着孩子去婴童服装店打卡，寻找隐藏彩蛋；到美容店打卡，寻找疗愈元素；到餐饮店打卡，寻找疗愈食材等。这样不但可以增加疗愈活动的趣味性，还能增加客户在商场的动线长度和在店时长，甚至能带动商户的产品销售。

疗愈经济除了可以带动空间方的经济效益外，还可以提高个体用户和群体用户的生活质量和幸福感。而空间方也为疗愈周边厂商、疗愈提供方和疗愈服务方提供了活动的场所，这是多方共赢的结果，也是疗愈经济蓬勃发展的坚实基础。

4

周边厂商通过
疗愈共同繁荣

4.1 精油成为热门的疗愈产品

在疗愈经济全景图中，周边厂商经常被人忽略，因为疗愈被定义为清理淤堵、让内心恢复正常，并让心灵状态可以更有力的过程，这更偏向于软性的服务；而周边厂商提供的是硬件的产品，所以它成了疗愈经济全景图中不起眼的角色。但周边厂商在疗愈经济全景图中，扮演着重要的角色：疗愈提供方在提供疗愈服务时往往需要颂钵、铜锣等疗愈乐器的辅助，在提供疗愈环境音乐时需要播放设备的支持；个体用户和群体用户需要疗愈服装让自己可以更容易地放松，需要瑜伽垫等装备让自己可以完成打坐冥想等。

疗愈周边厂商的产品不仅可以支持和服务疗愈经济全景图中每个角色，还能成为各个角色之间进行连接的重要渠道，比如疗愈空间方可以提供疗愈周边文创来吸引个体用户与群体用户，疗愈提供方可以提供精油、香薰等芳香类产品来与个体用户进行深度的连接。在"愈到·全球疗愈峰会"上，世界中医药学会联合会植物精油疗法专业委员会常务理事、多特瑞中国创始人之一暨全国董事梁佳綮就为大家带来了主题为"全球芳香疗愈行业趋势"的分享。

据预测[1]，2015年到2030年，中国大健康及其细分市场规模复合年

---

1 数据来源：《京东健康招股说明书》。

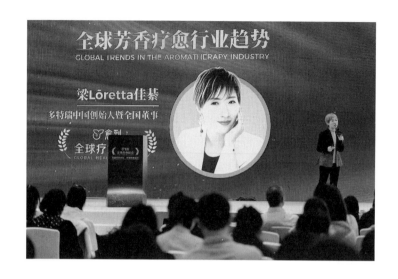

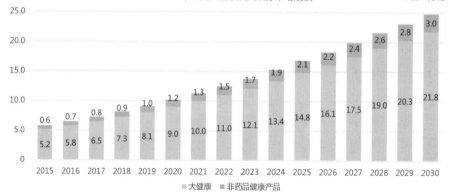

2015—2030年中国大健康及其细分市场规模　　　　单位：万亿

增速达到10.5%，其中非药品健康产品增长更快，增速达到12.1%。

　　而从中国香料香精行业的数据来说，2022年我国香料香精产量为58万吨（香料23万吨、香精35万吨），年主营业务收入约424亿元（香料173亿元、香精251亿元），增长速度约为1.7%。

　　许多年前，大部分人还没有开始接触精油，更没有接受精油，但是现在已经有越来越多的人开始主动购买精油。调查显示，约有20%

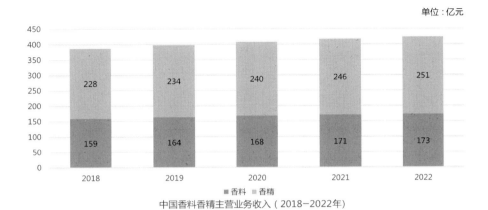

中国香料香精主营业务收入（2018—2022年）

的当代都市女性会用香薰的方式来调节情绪[1]，与此同时，消费者也开始追求更高的品质。产品成分安全、原材料／成分天然和无副作用，成为大家选择精油产品时考虑的前三个因素[2]。

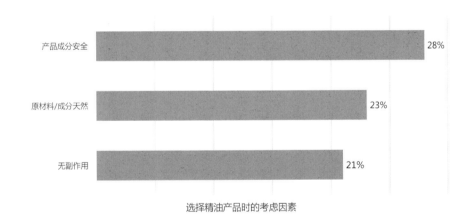

选择精油产品时的考虑因素

为什么精油会成为越来越多人追捧的疗愈产品呢？主要有三个原因：天然、便携和疗愈。

1　数据来源：《2020中国都市女性情绪报告》。
2　数据来源：Ipsos《2022年健康洞察报告》，受访者N=3 026。

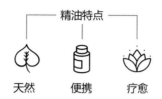

精油是什么？它是从植物的根、茎、叶、花、果实、种子、树脂，或植物的其他部位萃取的天然的芳香化合物。精油能够帮助植物调节温度，当表皮破了之后植物就可以通过精油来给自己"疗伤"，还可以用这些香气去抵御天敌，同时又能吸引蜜蜂、蝴蝶等帮助植物传播花粉。区别于人工合成物，从天然植物里提炼的精油是能够让人们正常新陈代谢的。当人们拿着花花草草一捏，就会感觉到满手的芬芳，这就是香气油囊被挤破了，而芬芳的味道就是这些香气油囊的产物。

作为天然的产物，植物精油具有小分子性、脂溶性、协同性，经过百余环节严格检测的天然、纯正、安全的植物精油是可以安全使用的。比如食源性的植物精油可以作为食品添加剂使用，较为温和的植物精油可以直接涂抹于皮肤，酚类醛类等特性植物精油需经三次精馏萃取的椰子油稀释方可使用，婴幼儿、孕妇等特殊群体，在有经验的专业人士指导下同样可以放心安全使用。

除此之外，便携性也是精油成为热门疗愈产品的重要原因之一。精油的包装往往是小小的瓶子，大小与手的大拇指差不多，可以很轻松地放到化妆包或旅行包中。除了携带方便，它使用起来也非常方便，只需要打开瓶盖，将它滴到手心就可以直接通过嗅吸来使用了。嗅吸是可以直接影响人类大脑的边缘体及中枢神经的，现在也有全球顶尖的科学家和医生研究"如何通过香气去激活脑部细胞"，从而帮助阿尔茨海默病患以及患情绪类疾病的病人。

　　精油产品的另一个特性就是疗愈，高品质的天然精油本身就对人体有非常有益的功效，除了促进血液循环、减轻肌肉疼痛等生理性的帮助外，还有缓解疲劳、舒缓情绪的作用。而且这些功效都是通过植物的天然成分和香气来实现的，不会对身体产生负面影响。

　　嗅吸和涂抹精油，再配合一些手法就可以很快达到疗愈的功效。比如，将野橘精油滴3到4滴至手心处，然后用双手做成口罩的形状放在鼻子前方，轻轻地闭上眼睛，做一个深呼吸，屏息几秒钟，仿佛漫步在多米尼加的橘林中，随手拨开了一枚橘子，满手都是芬芳；悠长地吐气，仿佛把体内的所有负能量、压力和忧虑一起吐了出来；再来一次，肩膀下沉放松，脊椎向上延展，感受大自然的能量充盈着身体里的每一个细胞，然后再缓缓地吐气；如此循环往复四到五次。

　　这样几个简单的动作，就可以让人们从高压的工作中获得身心的舒缓和疗愈，甚至一个没有经过专业训练的小孩子、不识字的老人都可以完成这一套疗愈的流程，让他们觉得这一整天都是美好的。

　　天然、便携和疗愈这三个特性使得精油成为热门的疗愈产品。随着人们对精油认知的提升，相信会有越来越多的人从精油中获得裨益，可以随时随地疗愈、让自己放松身心。

4.2　助眠类产品成为大众关注对象

许多人在寻求疗愈的过程中还有一个更实际的目标，那就是改善自己的睡眠质量。

睡眠是人体恢复精力和维持正常生理功能所必需的生理过程，它有助于大脑、神经系统和免疫系统等各系统的恢复；同时，充足的睡眠还有助于提升大脑的认知功能，帮助集中注意力、提升记忆力和学习能力。如果睡眠不足，就会影响大脑神经递质平衡，导致情绪波动、易怒、焦虑和抑郁等，长此以往还有可能引起更严重的心理问题。所以充足的睡眠有助于每个人的身体和心理健康。

近年来，越来越多的数据表明，睡眠障碍和心理问题正在困扰着不少人。中国睡眠研究会发布的数据显示，中国成年人失眠发生率达到38.2%，有超过3亿人存在睡眠障碍。世卫组织发布的报告显示，全球有将近20亿人（约27%）存在睡眠问题。更有专家指出，约80%的失眠都由心理、精神压力造成。"新冠"疫情流行又进一步加重了人们的心理健康问题和睡眠困扰。据BBC报道，受疫情影响，全球各地许多人遭受了"新冠抑郁"和失眠困扰。

这么多成年人失眠后的第一个选择就是聆听音乐。喜马拉雅发布的《疗愈音乐报告》显示，2023年有超过8 300万人在收听疗愈音乐，其中"80后"高达42.8%，而"00后""90后"也有后来居上之势。3D脑波音乐、全景白噪声等沉浸式疗愈音频也成为枕边必备的催眠曲。

中国成年人失眠发生率

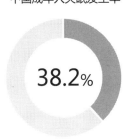

这些助眠的音乐往往是通过手机来播放的，但是这些设备会释放蓝光，而蓝光对人体褪黑素[1]的分泌有抑制作用，导致人们难以入睡或者睡眠质量降低。此外，使用电子产品会刺激大脑，使大脑保持兴奋状态，进一步影响睡眠。部分用户还会佩戴耳机听着音乐入睡，这样容易出现佩戴不舒适而影响睡眠，音量调节不当还会对听力造成不可逆的影响。

正是因为这些因素，耳界Earmersion的创始人、上海音乐学院的秦毅副教授联合专业团队与相关企业，共同研发了一款可以带来高质量睡眠的音乐安睡枕。

在产品设计上，音乐安睡枕带有记忆枕的舒适性和释压功能，在此基础上内置了立体声音箱，从而替代传统的手机或耳机聆听方式，双重功能性的体验帮助用户可以更舒适地入眠，是助眠音乐的一个完

1　褪黑素是一种由人体自然产生的激素，主要作用是调节睡眠和觉醒周期，帮助人们更好地入睡。

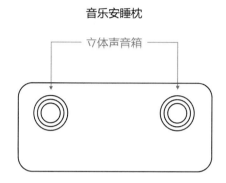

美的载体。

　　在音乐品质上，音乐安睡枕通过一系列的调校和特定算法，模拟3D空间听感。3D音乐比普通音乐更具有沉浸感，给人以更丰富的听觉体验。它通常在音频内容的音色、空间感以及与介质的适配性三个方面进行了改进，使人在听到音乐后仿佛置身于不同的声音环境中，用通俗的话来说，3D音乐对人的包裹感会更好。

　　在音乐选择上，安睡枕采用了耳界Earmersion定制化的沉浸式声音内容，打造全新的安睡体验——帮助用户快速地、全身心地融入所创造的氛围和环境中，沉浸式地进入丰富的想象空间。它还有丰富的定制化音乐供用户选择。

　　在助眠控制上，音乐安睡枕还植入了实时监控功能。《人民日报》公布的好睡眠标准认为，标准的入睡时长是10～20分钟。使用传统的播放设备，用户在听音乐入睡后，播放器仍然响彻整晚，入睡后可能又被这个音乐给吵醒了，助眠音乐俨然变成扰眠音乐。音乐安睡枕则会通过对睡眠质量和体动的监测数据，有效、实时地掌握用户睡眠状态。

　　综合来说，音乐安睡枕在产品设计、音乐品质、音乐选择和助

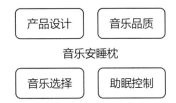

眠控制四个方面可以全方位地帮助用户快速地进入梦乡，这是全中国千万用户梦寐以求的助眠产品。

除了通过安睡枕来帮助用户进行助眠之外，秦毅副教授团队还打造了基于CBT[1]的耳界新媒体沉浸式疗愈空间，这个音乐冥想空间不但可以帮助用户更快地入睡，也能帮助用户在短时间内获得身心的疗愈。

在美国室内设计师协会最近的一份报告中，"身心健康"（Health and Wellness）被强调为2022年室内设计的主要趋势之一："业主越来越多地寻找能够促进身心健康和整体良好感觉的设计和家居产品。"报告指出，人们对"增强心理健康""户外生活空间"以及"他们可以快速放松，以及从日常生活的压力中快速恢复过来的居家空间"越来越感兴趣。

谷歌和Youtube的办公室就有这样的场所供员工休息使用。谷歌湾区总部的办公厅设有一个地堡式的冥想室，结合了技术、光和声音，创造出一种冥想的氛围。自2017年以来，谷歌一直在与美国设计实践办公室（Office of Things）合作，在Youtube和湾区谷歌办公室设计和建造了五个冥想室。设计理念是为员工提供一个认识和恢复心理健康的场所。

1　CBT，全称为Cognitive-Behavioral Therapy，即认知行为疗法，是一种被广泛使用的能够改善心理健康的心理–社会干预疗法。

由此可见，与身心健康相关的线下空间将是未来的一大趋势，并且逐渐趋于主流化。市场上需要一个标准化的数字音乐冥想空间，并将此类空间推广至各种空间中，为对象人群提供标准化和强功能性的服务。

数字音乐冥想空间颠覆了传统心理治疗室的美学架构，通过独特的光线、气味、音乐以及图像的多种运用，营造出适宜心理疗愈的定制化氛围，让来访者感到宁静、舒适，从而从心理和生理层面快速地缓解来访者的焦虑抑郁情绪，最终达到促进身心健康的目的。

数字音乐冥想空间配备高品质的声光影音响设备，除了最基本的催眠模式外，还有经典冥想模式、情景冥想模式、睡眠模式、自由练习模式、音乐身心疗愈课程包等多种主题模式，这些模式分别对应相关的视觉内容、声音内容、气味内容和灯光内容。空间的工作人员还可以通过标准化培训掌握数字音乐冥想空间实操方法，通过手机端和设备端更好地使用这个多功能一体化的空间。

比如一段"重归母体"的音乐，模拟胎儿在子宫里隔着羊水听妈妈在肚子外面轻轻地哼唱的声音，这个过程是在心理上帮助用户重新建构一次这样的"旅程"。在许多专家看来，它不但具有疗愈和催眠的作用，更被认为是一种心灵的重塑。许多人体验完之后痛哭流涕，好像重新体验了一遍以前不曾感受到的父爱和母爱。

在数字音乐冥想空间中的每一段体验，都会像一部奥斯卡电影一样经过专业团队的反复修改和打磨。文字会由心理学教授参与编写，音频内容会由专业的声优、疗愈音乐人、录音师和声音设计师联合制作，并进行3D空间化合成，视频会由专业团队进行音视频内容互动设计和制作。其中，音效内容会特别由专业团队在全国各地进行全景声的录制，比如上海崇明的国家鸟类保护区、云南的香格里拉和浙江的莫干山等。除了音视频外，灯光设计采用自适应联动，跟随视频内容进行色彩的统一。空间内的香味也会由专业的调香师根据音乐冥想内容进行调制和迭代。

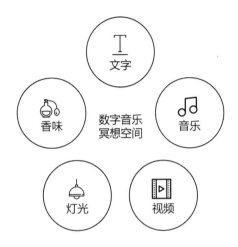

助眠减压类产品作为疗愈周边的一类热门产品，被大量的用户热议和追捧，大家对这类产品的需求很明确——帮助睡眠和疗愈。但在鱼龙混杂的市场中充斥着大量假冒伪劣产品，希望能够在笔者的不断努力下，让更多优质的产品被个体用户和群体用户看到，从而帮助更多的人实现身心的疗愈，让整个疗愈经济得到发展。

4.3 化妆品周边厂商助力疗愈经济发展

　　有一种非常受女性用户喜爱的疗愈产品，那就是美容化妆品与护肤品。化妆和护肤需要耐心和细心，以及专注力和认真的态度，这样的过程有助于调整和舒缓女性的心灵；当看到成果时，女性会感到成就感和满足感；而且化妆和护肤可以增强女性的社交自信，使她们更容易与他人建立联系和互动。这种积极的心理体验有助于放松身心、缓解压力和心理疗愈。

　　在疗愈经济全景图中，美容化妆品的厂商属于周边厂商，而在当中，有一个非常特殊的角色，那就是将全球各种美容化妆产品引入国内的品牌代理商。大部分人会习惯性地认为只有生产产品的工厂才属于厂商，但是依据百度百科的定义，厂商是指在经济活动中，运用生产要素生产产品与劳务的经济单位，它包括生产产品的企业和提供服务的企业。

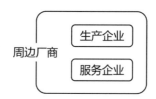

　　依据此定义，将国外美容化妆产品引入国内的品牌代理商也属于周边厂商的范畴，它不但要服务国外的品牌厂家，帮助其打开国内市

场，更需要服务国内的使用者，帮助他们更好地使用产品，从而达到疗愈的效果。作为连接国外品牌厂家和国内使用者的"桥梁"，品牌代理商的地位至关重要，笔者认为一个优秀的品牌代理商需要具备三个特征：应市场需求、选科学产品和有运营实力。只有符合这三个要素的品牌代理商才能在市场中可持续发展，促进疗愈经济的繁荣。

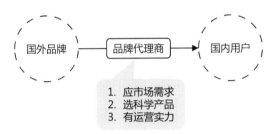

首先是应市场需求：任何产品最终都需要被消费者认可，一家优秀的品牌代理商需要根据市场需求的变化，不断选择消费者需要的产品。其次是选科学产品：优秀的品牌代理商不能只追求产品的利润，而应该选择对消费者有益的科学产品，所有的产品功效都必须是经过科学验证的。就像笔者的好友曾透露，市场中超过66%的在售精油都存在掺假的现象，佛手柑精油的销量是产量的12倍，这些伪劣的产品对于消费者的伤害是巨大的。最后是有运营实力：一家优秀的品牌代理商需要通过专业运营，让国外品牌在国内市场的市场占有率迅速提升，这也是用户对品牌认可度的体现。

比如将全球顶尖美容化妆品进口到国内的万菁集团，它就是疗愈经济全景图中的周边厂商。万菁集团创始人崔琛基于10年进口化妆品贸易经验，于2017年成立了万菁集团，为进口化妆品品牌提供贸易、销售、品牌运营服务，为国内美容行业提供全球最先进的产品与技术，以及完整的疗愈解决方案。

万菁集团作为优秀的品牌代理商，就完全符合"应市场需求、选科学产品和有运营实力"这三个特征。万菁集团代理的第一个品牌是韩国专业美容院线护肤品牌 Sorex ISOV（中文名为素瑞施）。自 2014 年开始，韩国美容潮流风靡全球，国内受韩流文化影响，也开始追求功效护肤品、轻医美注射美容和光电美容。万菁集团就根据市场需求，于 2017 年把 ISOV 品牌引入中国市场，为美容门店提供符合其经营转型需求的高品质产品。

从科学角度来说，万菁集团在众多韩国品牌中选中素瑞施是基于它对"理性护肤"的倡导和坚持。自 2000 年创立之初，素瑞施便致力于问题肌肤修复，以皮肤生理解剖学、医药学为理论基础，严格执行医药品制造标准，运用高活性医学成分开发产品配方，遵循科学的临床功效测试结果。它的产品服务于 Oracle 连锁皮肤医院、韩国中央医院、韩国延世大学医院、清潭 NB 等多家皮肤科医院、美容皮肤科机构和专业科技美容机构等。

从运营角度来说，万菁集团在短短 2 年内就将素瑞施打造成中国市场占有率第一的韩国院线护肤品牌[1]，2019 年线下服务超 12 000 家门店，不但为其美容疗愈服务提供了科学的产品，也间接为数十万用户提供了疗愈服务。

市场是不断变化的。近年来随着"情绪护肤"新概念逐渐成为市场主流，芳疗市场的消费人群增长率已领先于护肤整体，万菁敏锐

---

1   数据来源于万菁集团市场调研。

洞察市场前景和消费需求，将"有机"和"疗愈"定为抢占消费者认知的重要关键字，在众多流派中选择了最具医学背景的法系芳疗，在2021年引入了法国临床芳香疗法权威品牌Le Comptoir Aroma（中文名为艾洛茉）。

艾洛茉是法国百年龙头药企吉尔伯特实验室（Gilbert Laboratories）创立的第一个有机芳疗品牌，与法国超160家医院合作，是欧洲多国医药学院教学专用品牌。吉尔伯特实验室是法国最大的制药集团，为法国80%的药房提供药品，旗下共有超30个品牌及1 900个单品，在法国10 000多家药店设有专柜，产品畅销全球86个国家。

从科学角度来说，精油的原产地和纯度直接影响疗愈效果和身体健康，艾洛茉以法国制药厂的标准进行精油的研发和生产，所有精油皆经法国AB有机认证和ECOCERT欧盟有机认证。坚持功效保证、来源可追溯、杜绝农药危害、尊重环境保护四大理念，力求将"有机疗愈"的美学理念散播到世界各地。在工业香精充斥生活的当下，艾洛茉希望能用天然有机的自然疗愈能量，安抚身心疲惫、焦虑、拥挤的快节奏生活，让精油分子与大脑和身体互动，重启净透的感知力，疗愈身心灵。

从运营角度来说，在国内还未形成成熟芳疗体系的情况下，万菁毅然选择走长期主义道路，坚持内部建立并完善芳疗知识体系，力求科学严谨地推进芳疗市场教育，让艾洛茉品牌在国内更健康长远地发展。

到了2022年，国内大量消费者开始追求更高端的双美[1]。此时万菁集团继续应市场需求，签约了欧洲双美专业线领航者——西班牙SKEYNDOR

1　双美就是生活美容与轻度医疗美容的结合。

（中文名为雪曼婷），成为雪曼婷在中国市场的唯一合作伙伴。

雪曼婷创立于1966年，隶属于巴塞罗那科技研产集团。自成立以来，58年深耕分型抗衰领域，以先驱者思维实战落地"研产学用"闭环的每一环节，拥有科学家科研团队、独立实验室、6 700平方米自有工厂、国际培训中心、专业护肤中心，并参与多项欧盟、西班牙国家级科研项目，在全球注册超过2 000种配方、4 500个产品，领跑全球66国高端双美专业线市场。除了持续研发类医美科技配方，雪曼婷坚持用尖端生物科技诠释肌肤美学，使用医学级护肤方案、身体疗愈SPA和芳香吸嗅，让用户的身心得到治愈，在满足求美者五感疗愈需求的同时带来可见的肌肤护理效果。

从运营角度来说，2023年6月雪曼婷正式亮相中国市场。在雪曼婷的品牌起步阶段，万菁集团采用稳扎稳打的战略布局在线上线下积累品牌影响力。同年10月邀请电影《封神：朝歌风云》的女主角娜然作为中国区的首位品牌代言人，"雪曼婷创造科技美"的话题在微博上获得超250万的阅读量。通过严格选择线上主播和线下门店，雪曼婷仅用半年就突破了线上超过2 500万的GMV（Gross Merchandise Volume，商品交易总额）和线下500万销售额。

从针对专业美容院线的素瑞施品牌，到临床芳香疗的艾洛茉品牌，再到高端双美的雪曼婷品牌，万菁集团的每个产品选择都符合了优秀产品代理商的三个特征：应市场需求、选科学产品和有运营实力。

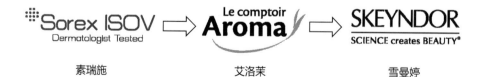

素瑞施　　　　　　　　　艾洛茉　　　　　　　　　雪曼婷

　　美容化妆品对于女性来说本身就有疗愈的功效，而作为周边厂商的万菁集团为了能够让用户得到更显著的身心疗愈，与数十名医美行业资深专家、医生和疗愈大师合作成立菁营学院，为众多美容院店主提供了标杆学习的机会，带领其做好全流程的疗愈服务。通过为每位用户提供全流程的身心疗愈服务，助力疗愈经济的蓬勃发展。

4.4 周边厂商的产品百花齐放

　　根据笔者实际运作的案例来划分，可以将疗愈周边厂商的产品分为10个类别，分别是精油类、芳香类、助眠类、乐器类、文创类、饰品类、仪器类、服装类、装备类和玩物类。

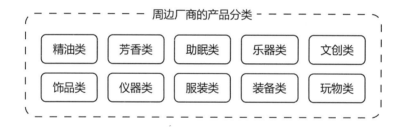

　　精油类的产品非常多，按照纯度可以分成单方精油[1]和复方精油[2]，按照挥发速度可以分为快、中、慢三种精油，按照成分可以分成花香类、柑橘类、草本类、木质类、土香类、辛香类、树脂类等，按照使用场景可以分为按摩级、食用级和医用级等，按照功效可以分成镇静安神类、兴奋提神类、抗菌消炎类、皮肤改善类、舒缓疼痛类等。

　　精油有如此多的分类方法，足以证明其专业程度。如果周边厂商试图用专业的精油知识让用户去了解产品的独特差异，则显然是不现

1　单方精油：单一成分的纯净精油，如薰衣草精油、柠檬精油等。
2　复方精油：由多个小剂量的单方精油混合而成，以达到更广泛的功效。

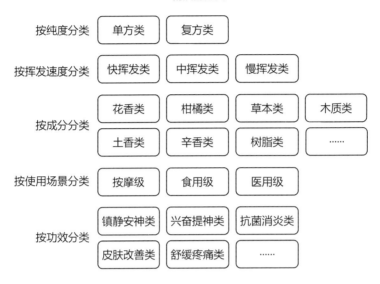

精油的分类

按纯度分类	单方类	复方类	
按挥发速度分类	快挥发类	中挥发类	慢挥发类
按成分分类	花香类　土香类	柑橘类　辛香类	草本类　树脂类　木质类　……
按使用场景分类	按摩级	食用级	医用级
按功效分类	镇静安神类　皮肤改善类	兴奋提神类　舒缓疼痛类	抗菌消炎类　……

实的。用户每天通过手机、电脑等接收大量信息，注意力完全被分散，压根没有时间也没有精力去听厂商的讲解和销售话术。如果厂商试图直接卖一瓶精油给用户，而用户一打开手机就能在互联网上找到各种类似的产品，则很难让用户买单。这就进入了一个两难的境地：如果把精油产品的特性说得太专业，用户就不会听；如果直截了当地销售一瓶精油，就凸显不出差异性，用户也不会买单。

　　精油类的周边厂商如何破解这样的两难境地呢？答案就是结合空间方的疗愈场景。比如用户在一家SPA店里按摩，当用户体验了精油的效果之后就会主动去询问，此时的精油销售就变得简单很多。在美业空间销售精油的方法已经被人所熟知，而将空间方与精油相结合的方法却有很多方式。比如在酒店的房间中放上一瓶精油供客户自行按摩使用，并在精油旁边放置按摩方法与技巧说明书，甚至可以通过扫描二维码播放一段教学视频，让用户体验之后再告知可以在前台购买，这样就能更好地销售精油产品。空间方有13类之多，可以产生联动的方案数不胜数。而且将精油与空间方联动只是一种思路，还可以将精油与疗愈提供方进行联动。比如与一名颂钵疗愈师达成合作，在其与客户进行疗愈活动时配合精油的嗅香与按摩，再加上相应的话术，这样精油的销售将不再成为难题，疗愈提供方也可以获得经济利益。疗愈提供方有如此之多，可以产生的联动方案也不计其数，要开拓精油类产品的销售渠道，就看厂商能否静下心来认真思考自己的产品该与哪个空间方或哪些疗愈提供方联动了。

芳香类产品的分类方法也很多，最常见的分类方法就是根据其形态来分，常见的有香水、香膏、香薰蜡烛、香袋、藤条香薰、永生花、香薰石、香薰木、固体香薰、香薰包、香盘和檀香等。芳香类产品与精油类产品时常会在美业的空间方中出现，他们的营销方式也非常类似，但芳香类产品与精油类产品有一个使用上的区别，那就是芳香类产品不需要人为操作，而精油是需要拧开瓶盖进行滴取的。所以芳香类产品的作用往往是改善室内环境、提供芳香氛围。作为疗愈周边厂家来说，在销售芳香类产品时，可以将自己的目标聚焦于空间方、疗愈提供方和群体用户。比如向一家公司销售一款可以提高工作效率、提升员工注意力的香薰，要比给个人客户销售同款产品容易得多。

助眠类产品常见的有枕头和眼罩等，前文已经对音乐安睡枕做了详细的介绍。其实从产品开发的角度来说，如果有一款眼罩可以检测脑电波并实时判断用户当前的睡眠情况，然后播放相对应的各种频率音乐来助眠，将会是一款非常好的产品。从疗愈经济的角度来说，不管是助眠枕还是助眠眼罩，都需要与空间方、疗愈提供方进行联动，才能有更好的销量。比如疗愈师在让客户进行冥想时，给客户戴上某款有助眠功能的眼罩，那么在用户体验了这款眼罩后，就可以对其进行跟踪回访，辅助眼罩的销售。

乐器类产品非常多，就连难以搬动的钢琴也算疗愈乐器。常见并且便于携带的疗愈乐器可以分为自然环境音类乐器、原生态类乐器、强共振类乐器、定频类乐器和空灵旋律类乐器。

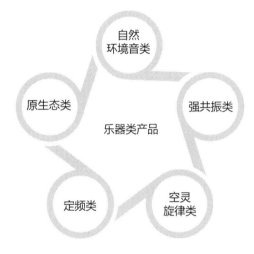

自然环境音类乐器常见的有雨棍、海浪鼓、溪水鼓、风铃、雷声鼓、鸟笛、口弦等，这些乐器通常可以交织演奏出风雨雷电声、鸟语蛙鸣、海浪溪水雨林声，可以让用户身临其境享受大自然和谐之音，缓解压力，舒缓情绪。

强共振类乐器常见的有铜锣、水晶钵和颂钵。铜锣起源于中国，是音疗乐器中整体共振体验感最强的乐器。水晶钵由石英砂高温熔化制成，能产生特定的音调，音色纯净，拥有超长延音。颂钵源自古印度，具有声音延度长、共振范围广和音色厚重的特点。

原生态类乐器常见的有萨满鼓、非洲鼓、澳大利亚迪吉里杜管、印度坦布拉琴、洞箫、尺八、非洲手指琴等。这些乐器源自世界各地古老的部落文化，具有强大的仪式感。

空灵旋律类乐器常见的有手碟、钢舌鼓、水晶琴、马林巴琴等，它们音色悦耳宁静，旋律空灵，和声回荡。

定频类乐器常见的有音叉和音束等，它们可以产生固定的频率，时常与其他乐器共同使用。

这么多的乐器，如果直接向个体用户或群体用户售卖，那他们必然会与互联网各平台的同类产品比价，最终厂商的产品销售变成一场价格战，利润空间不断压缩。这让厂商无法有更多的资金去开发新产品，甚至为了生存而去降低乐器的质量，对于整个疗愈市场来说是极其不利的。

对于疗愈乐器来说，最佳的销售途径有两个：一是线下面对面向客户销售，这样用户才能看到真实的产品质量，与互联网中同类产品进行区分；二是通过与空间方和疗愈提供方联合，将疗愈乐器与疗愈项目进行捆绑，比如在某个美术馆中摆放一面铜锣，供用户进行共振体验，或者与疗愈提供方进行捆绑，让疗愈师向参与体验的用户销售。

文创类产品包括艺术疗愈类的手工艺品、编织品和艺术字画等，饰品类产品有项链、手环和戒指等。它们虽然都属于疗愈的周边产品，但都有其特殊性。文创类产品和饰品类产品都可以分为手工制作和机器制作，手工制作的产品如手工制作的杯子、毛笔写的扇面、手工的疗愈戒指等，往往数量不多、价格和利润不高，通常是在集市上直接售卖给个人用户。机器制作的产品如疗愈画作的印刷明信片、批量制作的疗愈摆件等，虽然是通过机器批量制作完成，成本较低，但是有一定的起订量。比如一款印有疗愈画作的餐具，制作起订量为1 000份，这只是制作成本，此外还会产生仓储、物流等费用，而且这1 000份文创产品如何销售也是让厂商头疼的问题。笔者的建议是，对于手工制作的文创类产品和饰品类产品，尽可能多地参与各种集市与空间方举办的疗愈活动，增加与客户的接触机会；而机器制作的产品，需要与空间方、疗愈提供方进行联动，比如与民宿主协商，在每个房间里放上一款疗愈摆件，客户购买后再分成。这对民宿主来说没有成本，也让自己的房间中多了一份不一样的疗愈产品，增加了特色；对于厂商来说，增加了产品的曝光度，有利于产品的销售。

仪器类产品就更多了，比如检测心理状态的仪器、帮助香气在空间内散播的香薰机、戴在手上可以检测睡眠状态的睡眠跟踪器等。仪器类产品通常拥有专利，在互联网中难以找到完全相同的竞品，但是如何能让用户看到自己产品的特色，并能采购，才是厂商需要考虑的问题。比如前文提到的疗愈提供方"全息松果体感知工作坊"，其设备就拥有很多项专利，而这款设备的推广方式有两种：一是不断增加产品的曝光率，让客户知晓并体验此产品，比如参加各种疗愈节和疗愈活动等；第二种推广方式就是与各空间方与疗愈提供方合作，让他们去推广此设备。

服装类产品有疗愈服装和瑜伽裤等，装备类产品有瑜伽垫和冥想坐垫等。服装类产品和装备类产品最大的特点就是同质化，相同样式的产品在互联网上可以找到一大堆。要销售竞争激烈的产品，除了要与空间方和疗愈提供方合作，还有一个出路就是与艺术家做联名，推出特制款产品，与市场上其他产品拉开差距。比如一款瑜伽垫上印刷的不是普通纹路，而是某个疗愈艺术家的最新画作，那么这款产品在宣传和营销时，就会在众多产品中脱颖而出。

玩物类产品有解压玩具、可爱玩偶、手工拼图等，甚至可爱的宠物也属于玩物类"产品"。玩物类产品有着与其他厂商产品完全不同的特性——自带疗愈功能。Ella因为方案迟迟未交而被上司骂了一顿，一整天都心情郁闷，回家途中路过宠物店看到一只大眼睛的泰迪狗对着自己摇尾巴，Ella心里的郁闷就化解了一半，回家之后打开自己已经拼了一半的拼图，半个小时之后，她的心情逐渐好转。这就是玩物类产品自带的疗愈功能，不需要人为介入。对于这种自带疗愈功能的玩物类产品，不需要告诉用户产品的功效，而是要让用户看到并可以便捷地购买，所以在人流密集区开设店面，并积极参与各空间方举办的疗愈活动，是快速打开市场的最佳途径。

对于周边厂商来说，看似只是在销售一款产品，却拉动了经济。任何一款产品，都少不了产品的设计、生产、包装、仓储、物流、营销、销售和售后等一系列环节，而这一系列环节带来了大量的经济效益，解决了相当数量的人员就业。

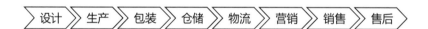

看似只是一个产品、一家周边厂商，背后其实是一条完整的产业链条，这也是周边厂商在疗愈经济全景图中拥有重要地位的原因之一。

5

疗愈服务方的
黄金时代

5.1 疗愈是精致度假中的关键

在疗愈经济全景图中，个体用户、群体用户、疗愈提供方、空间方和周边厂商这五个角色组成了一个五边形，五方互相需要、互相连接才能将疗愈经济变得更加庞大，但是在现实社会中，这之间的连接往往是中断的。比如空间方需要多个疗愈提供方来举办疗愈活动，从而吸引个体用户，但是空间方往往没有时间去联系多个疗愈师，更没有管理疗愈活动的方案和经验，所以中间缺少了一个疗愈服务方专门帮助空间方召集很多疗愈师来举办活动，并进行场地管理、活动管理、用户管理等一系列操作。

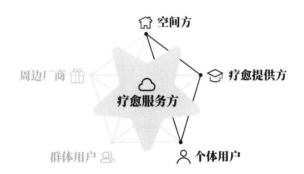

疗愈服务方的作用就是连接疗愈经济全景图中个体用户、群体用户、疗愈提供方、空间方和周边厂商这五个角色，而这五个角色之间任意连接，就会有各种不同的疗愈服务方。比如为国内高端酒店民宿

提供线上技术营销服务的"订单来了",就是连接空间方、个体用户和群体用户的·个疗愈服务方。

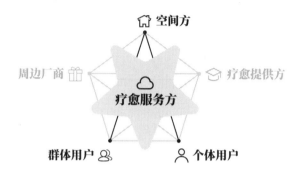

"订单来了"的副总裁曾通,在"愈到·全球疗愈峰会"上就以"疗愈是精致度假中的关键"为主题做了分享。

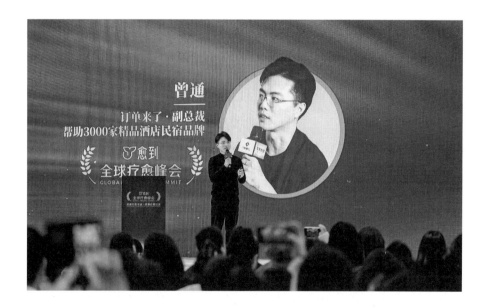

订单来了可以帮助高端酒店民宿实现更高的经营效率以及多渠道的订单直连,经过近10年的努力,已经服务超过12万商家,累计交易

额超680亿元，覆盖超600个城市，增值业务部分交易额也已经超过50亿元。正因为这样的成绩，所以获得了有赞、腾讯、湖州市安吉县的两山国控及携程的投资。

订单来了帮助国内的度假民宿、精品酒店和高奢酒店在线上平台实现了多渠道直连，原本它们需要在小红书、抖音和微信等多个平台单独注册并管理订单、管理客人信息等，现在只需要一个工具就可以管理所有的信息和数据。

订单来了还服务了许多疗愈空间方：有品牌民宿，包括大乐之野、留白Villa、朴宿、爱树等；有精品酒店，包括十里芳菲、不是居·林、秦皇岛万豪度假酒店、杭州湘湖逍遥庄园等；有连锁酒店，包括来住、香蕉宿、ISEYA、景咖美宿等；还有营地，包括大热荒野、迹外营地、诺尔丹营地和Go Safari等。

订单来了是一个非常特殊的疗愈服务方，除了可以帮助空间方连接更多的个体用户和群体用户之外，还凭借大量的客户数据为整个疗愈经济提供了大量可靠的发展建议。根据订单来了的数据，2023年旅游业率先复苏的是云南、海南、广西、山东等地，它们都是消费者率先选择的目的地。

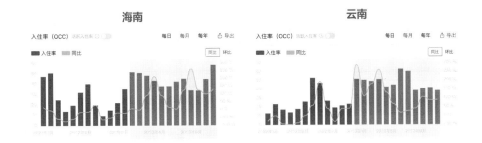

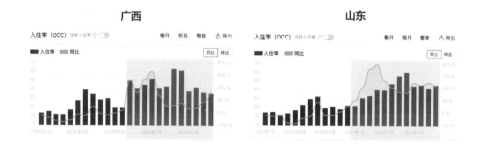

　　相较这些城市，较为发达的浙江、广东、北京和四川在2023年的反弹势头较弱。

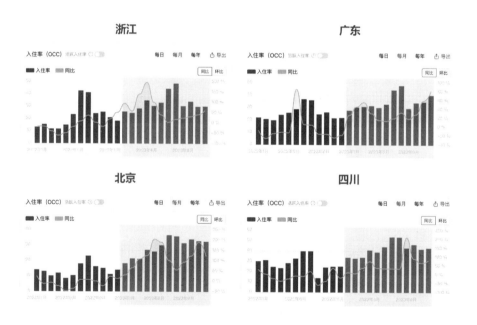

　　由于旅游并住宿的主要人群来自经济较为发达的长三角、珠三角及京津冀地区，因此，围绕这三个核心区域的城市，比如浙江的湖州、杭州，北京周边的怀柔，四川的青城山、绵阳，广东的顺德等，很多人喜欢近郊游，也就是选择自驾三个小时以内或者高铁两个小时以内

的可达的目的地。而海南、云南、广西、山东等地离长三角、珠三角和京津冀较远，所以属于远途目的地。

与疗愈强相关的是近郊游还是远途旅游呢？答案当然是前者。比如笔者定居在上海，可能一生只会去一两次云南丽江，目的是领略它稀缺的景色，但可能每个月去一次浙江的莫干山，目的就是散散心、缓解一下紧张的工作压力。

2023年，消费者首选远途目的地，这意味着他们是奔着目的地的稀缺景色去的，所以疗愈需求并不是很强烈。而更能满足疗愈需求的近郊游，在2023年的反弹势头较弱。从短期来看，这对于近郊的酒店和民宿来说并非利好，但是从长远来看，近郊游必定会成为消费者的首选，所以反弹势头较弱的近郊游地区的相关酒店和民宿可以趁现在快速将疗愈相关主题植入自己的服务中，为满足将来的客户群体需求做准备。

除此之外，订单来了还根据其多年的数据对比发现，从2020年到2023年这四年，新媒体平台的订单数增长非常显著，年增长率都超过

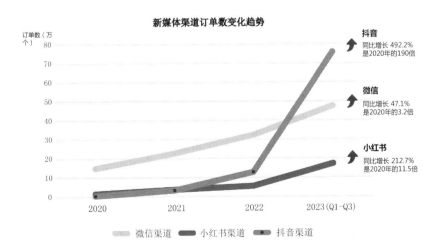

新媒体渠道订单数变化趋势

订单数（万个）

抖音
同比增长 492.2%
是2020年的190倍

微信
同比增长 47.1%
是2020年的3.2倍

小红书
同比增长 212.7%
是2020年的11.5倍

微信渠道　小红书渠道　抖音渠道

了100%。其中抖音同比增长492.2%，是2020年的190倍；微信同比增长47.1%，是2020年的3.2倍；小红书同比增长212.7%，是2020年的11.5倍。

这对于作为疗愈空间方的酒店和民宿来说是一个非常重要的启示：新媒体渠道近年来订单爆发式增长，每个酒店主和民宿主都需要重视。

除此之外，订单来了还描述了更多的疗愈酒旅案例。比如坐落在杭州余杭区长乐林场的"不是居·林"，整整投资了1.2个亿打造了不到15间客房的酒店，主打的就是疗愈体验。2020年4月"不是居·林"刚上线就恰逢疫情暴发，这对于投资回报来说是非常不利的，想不到其利用小红书这个平台发布了几篇内容之后，在2020年当年就获得小红书平台浙江省精品度假民宿的第二名。

除了"不是居·林"，四川青城山的"坐忘森林"也是疗愈酒旅里的一个奇迹——投资回报周期仅为2.5年。酒店民宿行业，特别是度假板块，平均回报周期为5年，而"坐忘森林"只用了一半的时间就完成了成本回收，平均入住率一年能做到75%到80%，这个数据非常的优秀，它甚至吸引了来自上海和北京的远途消费者。

还有一个经典案例是安徽黄山的"无名初"，它也是一个疗愈酒店，那一片区域的平均客单价不超过1 000元每晚，但是无名初的客单价做到了2 000元起，甚至旺季的时候3 000元都订不到房间，其创始人将疗愈的概念植入了酒店的细节，每年都会邀请一批会员去辟谷[1]。

打造了疗愈空间的酒店和民宿虽然有非常大的竞争压力，但是市场潜力也很大，可参考与我国相近的日本旅游消费市场，日本的数据体现

---

1 "辟谷"，又称却谷、去谷、绝谷、绝粒、却粒、休粮等，即不吃五谷杂粮，而以药食等其他之物充腹，或在一定时间内断食，是古人常用的一种养生方式。

了3个重点。

第一个重点是旅游消费出现了距离近和时间短的特点，时间短和距离近对应的就是我国的近郊游，这说明了近郊游将来必定会成为热门。

第二个重点是日本的平均年入住率为50%，按照订单来了大数据中度假酒店民宿的平均年入住率30%的数字来说，酒店和民宿还有接近20%的空间可以提升。如果能达成的话，这对于酒店从业者与疗愈从业者来说都是一个非常好的机会。

第三个重点是房费在酒店收入中的占比下降，也就是说，在未来的度假旅行中，"住"只是其中的一个环节，围绕住衍生的疗愈就会成为非常好的机会，把疗愈体验嵌入每个环节，可以显著提升酒店民宿的客单价，而设计更多的疗愈类产品和疗愈类服务，则可以增加用户的二次消费，从而提升酒店和民宿的经济效益。

5.2 疗愈如何赋能MCN机构

疗愈服务方的作用就是连接疗愈经济全景图中个体用户、群体用户、疗愈提供方、空间方和周边厂商这五个角色。帮助国内高端酒店民宿提供线上技术营销服务的订单来了，就是连接空间方、个体用户和群体用户的一个疗愈服务方。除了订单来了之外，还有一类服务方可以连接疗愈经济全景图中的各个角色，那就是近年来特别火热的MCN机构。

MCN机构在广义上是指有能力服务和管理一定规模账号的内容创作机构，内容形式不限于短视频、直播和图文。从疗愈经济的角度来看，MCN机构作为疗愈服务方，可以有以下5大作用：品牌建设与合作、内容创作与推广、用户互动与社群建设、供应链管理与整合以及市场研究与分析。

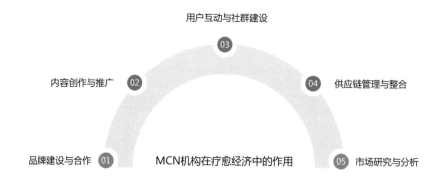

第一个作用是品牌建设与合作。不管是疗愈提供方、空间方还是周边厂商，都可以通过MCN机构快速建立品牌形象、提升品牌价值，甚至通过MCN机构与其他品牌进行联名与合作，共同推动疗愈经济的发展。

第二个作用是内容创作与推广。MCN机构拥有专业的创作团队和宣传资源，可以帮助疗愈领域的内容创作者制作高质量、有吸引力的内容，并通过其平台进行推广，提高疗愈品牌及其产品的曝光度。

第三个作用是用户互动与社群建设。MCN机构在销售产品时可以通过其平台和社交媒体渠道，与疗愈产品的目标用户进行互动，建立社群，提高用户黏性和参与度，同时收集用户反馈，优化疗愈产品和服务。

第四个作用是供应链管理与整合。MCN机构因为其独特的产业属性，所以具备供应链管理和整合能力，还可以根据酒店类型匹配不同的达人，这样可以协助疗愈品牌和产品优化供应链，降低成本，提高效率。

第五个作用是市场研究与分析。由于MCN机构既接触了疗愈提供方、空间方和周边厂商，又对接了个体用户和群体用户，因此其利用自己的服务数据就可以进行数据分析与挖掘，提供关于疗愈行业的市场趋势、消费者需求等方面的信息，帮助疗愈品牌和产品更好地满足市场需求。

在疗愈市场中，有服务疗愈提供方的MCN机构，有服务疗愈周边厂商的MCN机构，也有服务空间方的MCN机构。在"愈到·全球疗愈峰会"上，笔者邀请到了服务空间方的MCN机构"凡和友"的创始人徐宇，做了一场主题为"MCN：疗愈+文旅是好赛道"的分享。

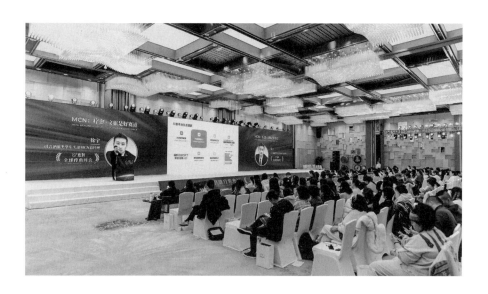

作为华东头部的抖音文旅类MCN机构，凡和友的主要服务对象就是作为疗愈空间方的酒店与民宿，提供的服务内容就是帮助它们进行酒店房间的完整营销。短短的半年时间里，凡和友的销售金额已经超过了一亿元，华东地区许多知名的酒店和民宿都被凡和友直接或者间接服务过。凡和友旗下的达人如情情旅行等便比较知名。

徐宇在2023年的亲身经历可以体现出整个文旅行业的发展态势。在2022年底，受大环境影响，许多公司开始精简人员，一是因为流动资金的压力；二是觉得整个市场、行业的发展趋势不明朗，有可能后期的情况会更不好。但是到了2023年1月，人手出乎意料不够了。因为整个2023年春节季，旅游业和酒店业异常火爆，一些合作了很多年的客户连2万元一晚的别墅都不需要通过凡和友进行销售，因为还没上线就已经卖完了；甚至一些特色酒店，公司的直播达人刚到现场就说不用播了，因为房源已经在一小时之前就售罄了。所有MCN机构的人内心都非常激动，觉得接下来的时间整个行情会很好。

可是现实又来了一次反转，刚过完年，市场又进入冷淡期。此时大家仍然抱有希望，因为往年春节后都会进入淡季，到"五一"假期之后才会有新一波的上升。但现实是，到了5月份，甚至到了8月份，从各大MCN机构的销售数据来看，整个文旅行业并没有想象得那么好。徐宇总结为以下三个现象：消费欲望两极分化、高端市场优势凸显及低成本策略盛行。

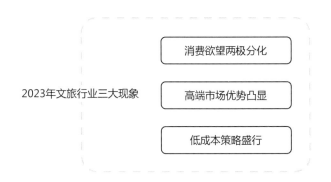

第一个现象是消费欲望的两极分化。有大量存款的有钱人并没有受到大环境的影响，反而激发了他们享受生活的意愿。但是2023年受影响最大的是低收入人群，他们的存款不多，现金收入又受到重创，所以消费欲望开始降低，他们在做消费决策时变得越来越谨慎。

第二个现象是高端市场的优势开始凸显。凡和友的数据显示，并非所有酒店的市场都得到了提升，整个市场有了一个此消彼长的重构，价格较高的高端酒店入住率高些，但是价格较低的商务型酒店恢复比较缓慢。2023年整体市场集中在度假型和旅游型的需求上。

第三个现象是低成本策略盛行。许多价格较低的酒店因为入住率低，又没有突围的方法，只能靠降价策略来提升酒店营收，这就导致了市场竞争的加剧，市场上出现了越来越多的低价策略。

整个2023年度，除了这些不容乐观的数据之外，也有一些新的机遇。比如从2022年底开始，抖音开始进军本地生活，据徐宇掌握的数据，2023年抖音本地生活的文旅预售券大约核销了60亿元，而同期，微信直客通和飞猪各是30亿元，也就是说，抖音的预售券销售额差不多就是两家传统企业的预售券销售额之和。所以说抖音本地生活的崛起应该是给所有酒店民宿业的同仁打开了一个新的流量窗口。

数据显示，在抖音平台上，酒店官方账号入驻量已经超过10万家[1]，从供给侧来说是非常充裕的，但是抖音上的销售情况并不让人满意，一些不知名的本地酒店，如果不是299元每晚或者是499元两晚，很难有高销售量。就算是较为知名的品牌酒店也需要做到"破价"，比如在1 599元两晚的基础上加滑雪的门票，这比传统的OTA平台[2]价格至少低了30%。根据凡和友的丰富经验，如果做不到传统OTA平台的6折或者7折，酒店方就很难做出巨大的销售量，这对于MCN机构和

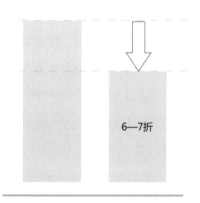

传统OTA平台售价   抖音平台售价

1　数据来源于巨量引擎城市研究院，2023年9月。
2　OTA平台：Ordered Target Area，线上交易平台，主要为消费者提供在线订酒店、机票（航班号等）、旅游金融产品（信用卡）等服务。

酒店来说都是不希望看到的结果，因为一直在一个平台上卖低价，不但利润有限，而且会拉低自己品牌的影响力。

在这些数据背后隐藏着一个巨大的商机。抖音平台的本质是内容电商，而作为MCN机构来说，也希望有更多的内容来驱动销售的转化，但现在各大酒店的内容是缺失的，虽然说度假型酒店非常热门，但是其配套产品非常弱，常见的萌宠乐园或者儿童乐园等产品都非常普遍，几乎没有什么创新产品。这也就导致现在有7亿活跃用户的抖音，文旅业2023年只做到预售60亿元，人均10元都不到。从MCN的角度来说它并不缺少产品，而是缺少有好内容的好产品，笔者认为这个好内容就是疗愈。

比如酒店有疗愈的音乐、疗愈的装饰、疗愈的空间、疗愈的活动、疗愈的景色甚至是疗愈的音乐会，都是非常好的营销内容，有了这些充实的内容，不但可以突显酒店本身的竞争力，帮助酒店品牌和产品长期发展，并让消费者拥有更好的服务和体验，而且对于疗愈服务方的MCN机构来说也是非常有益的。这样大家就可以在抖音这样的内容平台中获得巨大的经济效益回报，促进整个疗愈经济的创新与持续发展。

5.3 疗愈提供方如何做新媒体营销

"订单来了"和"凡和友"作为疗愈服务方，都是在服务疗愈空间方，而作为整个疗愈经济全景图中的疗愈提供方来说，谁来帮助它们去连接个体用户和群体用户呢？

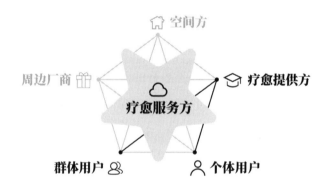

笔者在"愈到·全球疗愈峰会"上，邀请了上海头部直播基地联合创始人兼CEO、新媒体国内头部导师小囧君做了"疗愈如何做新媒体营销"的主题分享。

根据中国互联网络信息中心公布的《第52次中国互联网络发展状况统计报告》，截至2023年6月，我国网民规模达10.79亿人，网民使用手机上网的比例为99.8%。我国短视频用户规模为10.26亿人，占网民整体的95.2%。

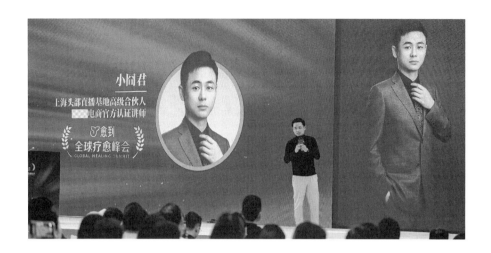

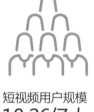

短视频用户规模
10.26亿人

95.2%

短视频用户占整体网民比例

　　既然绝大部分中国人都在用手机，并且在观看短视频，那么短视频的主要平台如抖音、微信、小红书、快手、哔哩哔哩等就有许多个人用户。作为疗愈提供方来说，已经不需要考虑"是否要在这些新媒体平台上进行宣传和营销"，而是要考虑"如何在这些新媒体平台上进行宣传和营销"。

　　在峰会前夕，小囿君刚给世界500强企业东芝做完短视频、直播营销相关的内部培训。2023年，他还分别在上海、江西两所知名的本科院校给师生做了新媒体营销的培训，并在国内知名足浴平台"大桶大"做新媒体营销的企业内部培训。从这些采购企业内部培训的客户来看，新媒体平台的用户画像特别多元，看似非常不精准。原因在于，新媒体平台上已经聚集了中国的绝大部分用户，不管是男人还是女人，青年人还是老人，精英还是白领，都是这些新媒体平台的用户，而任何疗愈提供方都可以在新媒体平台中寻找到自己的目标用户。

作为上海头部直播基地的联合创始人，小囧君在2019年时就已经是百万粉丝视频账号的博主，自己出镜的账号视频播放量达到10亿级别，他指导的小红书账号也在多年前达到了10万粉丝，并且出版了一本畅销书《一本讲透短视频》。笔者之所以邀请小囧君作为"愈到·全球疗愈峰会"的演讲嘉宾，就是因为他作为这个领域的专家，可以帮助和服务许多疗愈提供方，实现在新媒体平台上连接大量个体用户和群体用户的目标。

对于用户量最大的短视频和直播平台抖音，疗愈提供方最头疼的问题就是抖音官方对"疗愈"相关话题是限流的，不仅疗愈类项目，其他如医美、成人用品和许多健康类项目在抖音平台也是无法获得最大流量的。既然疗愈类话题被限流，我们是否应该放弃抖音7亿的活跃用户？答案当然是否定的。那么如何才能在被限流的情况下去聊疗愈话题呢？要解决这个难题，其实只要想明白一个问题就行了——"发疗愈话题的目标是为了讲清楚这个话题，还是为了连接关心这个话题的潜在用户呢？"

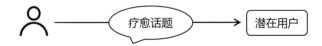

如果想清楚了这个问题，就能解决抖音对于"疗愈"限流的难题了。因为作为疗愈提供方来说，目标是为了连接潜在用户，而疗愈话

题只是实现目标的一个工具。而要连接潜在用户，并不只有疗愈话题这一种工具。

比如，抖音平台是对"医美"进行限流的，如果直接讲医美不会得到推荐，但如果以文眉、分析明星脸型作为主题，平台在很大程度上不会限制，而对文眉和明星脸型感兴趣的人，是否大概率也对医美感兴趣呢？

同样，如果疗愈提供方想去连接对疗愈感兴趣的潜在用户，完全可以从"冥想"和"助眠"主题切入，比如谈"母亲如何带孩子的时候不生气""压力巨大的女性晚上如何能够睡好觉"等话题是完全不会被抖音限流的。

解决了限流的问题后，疗愈提供方往往会紧接着关心第二个问题："如何变现"。小囧君给出了四个变现渠道，分别是：知识付费、卖货、私域和星图广告，而这些渠道都是他自己实践过或带着学员实操过的。

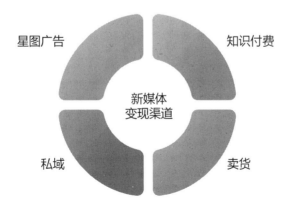

第一个变现渠道是知识付费。知识付费依赖知识的共享和传播，疗愈师可以根据用户对相关疗愈知识的渴求设置不同的课程，比如"如何睡好觉""如何做冥想""如何让自己不焦虑"等。除了面向个

体用户开设付费课程，还可以开设面向其他疗愈提供方的课程，比如
"疗愈师如何做心理个案""艺术绘画如何植入疗愈""新手心理咨询师
如何变现"等主题，在课程中添加相关的疗愈技巧、案例视频等。

　　知识付费的本质是将疗愈提供方的知识储备和经验见解等虚拟化
商品通过新媒体平台进行交易。对于用户来说，在付费购买之后可以
获得更加专业、系统的知识体系，从而提升自身认知水平和综合素质。
对于疗愈提供方而言，知识付费带来的经济回报可以有效激励他们持
续创作优质内容，为疗愈经济贡献自己的力量。

　　第二个变现渠道是卖货。2020年4月份，罗永浩在抖音直播间里
做了第一场直播，销售额为1亿元。同年，小囧君在7月份自己开了7
个直播间，到2020年底时，多个直播间日GMV都达到5万元到10万
元，而且是自然流量。

　　疗愈提供方必定会有一些周边产品可以售卖，比如艺术家可以售
卖自己的画作或工艺品，疗愈师可以售卖打坐的蒲团、收听疗愈音乐
的音响、帮助入睡的眼罩、提神的香薰、按摩的精油和疗愈乐器等。

　　第三个变现渠道是私域。私域就是私域流量，通常可以快速地进
行连接，最常见的方式就是微信。如果在抖音的账号通过一年的苦心
经营有了20万粉丝，有一天不小心违规了，账号很可能就被关闭，一
年的苦心经营化为泡影，生意直接归零，这是一个非常恐怖的事故。

　　所以在运营过程中把流量吸引到私域是最安全的方法，哪怕有一
天在直播间里因不小心违规而被关停了，也可以重新申请一个账号，
借力私域里的老客户重新把账号激活，这是非常有利于疗愈提供方的
一种稳妥的方法。

　　将抖音中的粉丝引入私域除了可以防止账号被封外，还可以自由

地对用户进行各种方式的产品营销。由于在自己的私域中不受平台的各项约束，因此可以相对自由地推广自己的线上课程和线下服务等。

　　疗愈提供方的第四个变现渠道是星图广告，星图广告是抖音的一个广告交易平台，为品牌方、MCN公司和达人服务。该平台可以帮助广告主选择合适的达人进行营销，实现订单接收、签约管理、项目汇总、数据查看等功能。简单来说，星图广告可以帮助疗愈提供方寻找广告主并获取广告费。小囧君早在2019年时就已经成为抖音的一个头部网红，在那时候全国的百万粉丝账号只有不到5 000个，而小囧君就是其中之一。当时星图广告给予百万粉丝账号常规广告刊例价在5万元每条。

　　对于疗愈提供方来说，当粉丝达到一定量之后，星图广告也是一种变现渠道，不一定必须要百万粉丝才可以，也许一万粉丝就可以获得广告主的青睐，毕竟粉丝数量只是广告主考量的一个标准，其更看重的是粉丝质量，也就是粉丝画像与广告主需求的匹配程度有多高。

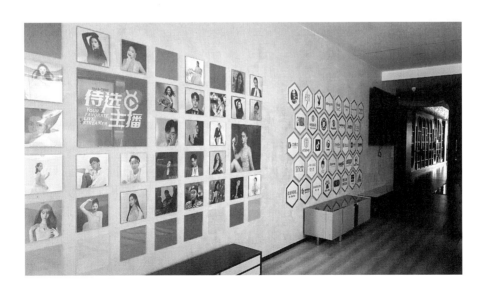

　　小囧君是整个行业中少有的能够在4个渠道都有成功实践经验的专家，在上海已经经营4个直播基地，包括市中心7 000平方的直播基地也由小囧君负责运作。

　　2023年抖音的"三农"产品、日用品、童装、粮油等多个赛道的头部都是他的学生。作为疗愈服务方的他对整个疗愈行业非常看好，相信在不久的将来，小囧君会在抖音平台中培养出大量的头部疗愈提供方，为整个疗愈经济全景图做出自己的贡献。

5.4 疗愈品牌的打造

对于疗愈经济全景图来说，任意角色之间的连接都需要疗愈服务方。而在疗愈服务方中，有一个服务内容是每个空间方、周边厂商、疗愈提供方，甚至是疗愈服务方都想要的，那就是品牌服务。品牌是消费者对某类产品及产品系列的认知程度，它代表着品牌拥有者的产品、服务或其他优于竞争对手的优势，可以为消费者提供等同于或超过竞争对手的价值。品牌对于空间方、周边厂商和疗愈提供方的价值都是不可小觑的，通常有以下三个重要的价值。

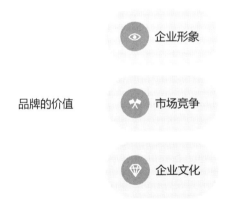

品牌的价值
- 企业形象
- 市场竞争
- 企业文化

第一，品牌有利于企业形象的展现。企业通过品牌的显著性和新颖性等向用户展示其形象和信誉，加深用户对其产品的印象，引起消费者的注意，刺激消费者购买的欲望，进而达到扩大产品销量的最终目的。良好的品牌形象还可以增强消费者的品牌忠诚度，促使消费者反复购买。因此，品牌知名度越高，企业的形象和信誉越好。

第二，品牌是企业进行市场竞争的有力武器。企业要在竞争中立于不败之地、提高和扩大市场占有率，必然要采取诸如价格、推销、品牌、广告宣传、营销推广、公共关系等多种竞争形式。现代企业往往更多的是采取非价格竞争形式，通过对品牌的广告宣传，建立品牌知名度，使产品顺利打入市场。依靠品牌知名度，企业又会不断开拓进取，不断提高产品质量、增加产品的附加值、巩固已有的市场份额，并不断扩大市场占有率，在竞争中占有优势地位。

第三，品牌有利于企业文化的沉淀。品牌不仅是企业呈现给外界的形象，更是企业对于文化理念、品质标准、商业模式等的塑造和传达，由此能够促进企业员工与企业愿景的契合、对企业目标的认同和在同一企业文化下的凝聚。

30年间拥有7个国家国际品牌运营经验的赖皇玉就以"疗愈品牌与商业模式"为主题，在"愈到·全球疗愈峰会"上做了主题分享。

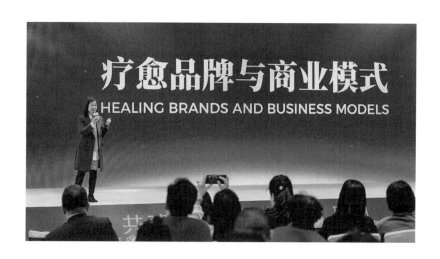

赖皇玉在品牌领域有着极高的威望，是世界公认的时尚界最高学府马兰戈尼学院（Istituto Marangoni）的嘉宾，东方广播电视台、生活时尚频道、第一财经特邀嘉宾，上海电影艺术职业学院终身教授，上海动漫衍生产业园高级顾问，《旭茉》（Jessica）、《城市》（Super City）杂志专访嘉宾及专栏作家，上海、深圳、常州年度最具商业价值视频作品终审评委，学徒遍布全球各大城市及集团公司。赖皇玉对于疗愈经济全景图中每个角色的品牌建设都有着自己独到的实战经验和独树一帜的见解。她认为打造品牌需经两个步骤：第一步是市场分析，第二步是策略选择。

打造品牌的步骤　　市场分析　　策略选择

在打造品牌的第一个步骤"市场分析"中，需要分析自己、客户和对手，分析自己就是战略定位，分析客户就是描绘客户画像，分析对手就是竞争分析。

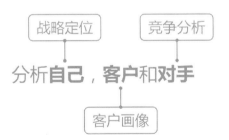

在战略定位时，主要解决的问题是"自己的企业类型是什么""打造品牌的目的是什么"以及"自身品牌的定位是什么"。

在描绘客户画像时，需要尽可能描绘用户的地理位置、年龄、性别、收入、职业、爱好、家庭情况等基本信息，并且需要根据企业自身的产品特性，深入挖掘其他的用户信息，比如用户的作息时间、消费水平、产品偏好等信息，这样才能打造出用户喜欢的疗愈品牌。许多人说"我的品牌每个人都喜欢"，这是一个常见的误解，就连2023年手机市场占有率非常高的iPhone，都会有人嫌它"价格太高"，而iPhone在品牌设计之初的客户画像就是付费能力高的人，并没有要所有的用户喜欢。

在进行竞争分析时，主要解决的问题是"竞争对手是谁""他们的优势是什么""他们的品牌是如何打造的"和"如何借鉴并超越"。许多从事疗愈行业的人并没有商业运作经验，所以容易忽略竞争分析，但竞争分析也是自己能够快速建立品牌的一个捷径，因为和竞争对手处在同一个市场环境下，目标客户群体也十分类似，对方遇到的问题自己必定也会遇到，那么对方对问题的解决方案对自己就会有借鉴意义。

在做完战略定位、客户画像和竞争分析之后，接下来就要根据市场分析结果进行策略选择了。通常情况下有三种品牌打造方法，分别是借助IP[1]、品牌合作和创造品牌。

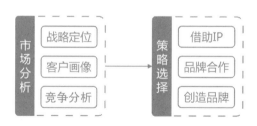

1　IP是一种能够产生广泛社会认知和影响力的知识产权，不仅包括商标、专利、著作肖像权等，还包括一系列的文化、社交和商业元素。常见的有动漫IP和人物IP等。

借助IP，就是指借助成熟的IP来快速打造自己的品牌。许多人误认为借助IP就是请明星代言。比如一个生产颂钵的厂家，邀请某个时尚明星做代言，或者与某个动漫IP联名，这样对于他的品牌有帮助吗？答案是否定的，甚至还会对品牌影响力产生伤害。根据赖皇玉数十年的经验，如果要借助IP，就需要有四个操作步骤，分别是选择IP、制作BP[1]、合作谈判和品牌运营。

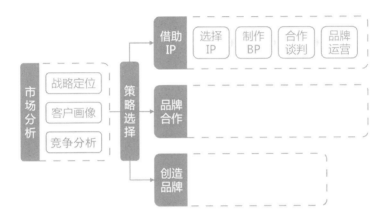

在选择IP阶段，并不是直接找到某个IP，而是要有10个以上的备选IP供选择，并在企业内部设定IP评价的维度，通过投票的方式进行排序，选择与品牌发展匹配度更高的IP进行合作。

选择好IP之后，并不是直接展开各种合作，而是需要制作商业计划书，以用于和IP所有方进行谈判。一份合格的商业计划书至少由两个部分组成：短期计划和长期计划。一份短期计划需要有主题策划、宣传方式和方案时间表等，而长期计划则需要有商品设计、生产量、促销活动、概念卖点、包装尺寸和商品通路等一系列的详细计划。

1　BP指的是商业计划书（Business Plan），是一份详细的发展规划和策略。

　　准备好详尽的商业计划书之后就是与IP所有方进行谈判了。一个非专业人士会以为谈判就是谈价格，但其实在合作谈判阶段有非常多的利益点可以争取，比如权利金、授权时间、清货期、授权区域、商品内容、保底金、版权费与合作方式等数项内容。

　　借助IP进行品牌打造的最后一步就是品牌运营。在这一步中，除了要严格按照商业计划书执行外，还要关注赠品采购、质量验货、配货安排和跟踪报告等一系列复杂的流程。

　　在策略选择的三个方法中，仅借助IP这一个方法的具体流程和注意事项就可以至少写一本书了，这也是为什么赖皇玉能够在品牌运作领域一直处于顶峰地位——打造品牌是一项精密而又复杂的系统工程，就算是掌握了具体流程和注意事项，如果没有多年操作经验和大量跨行业的实践案例，也是无法成功打造品牌的。30年来，赖皇玉成功运作的品牌和IP有Nike、Adidas、Fila、Puma、Kappa、ELLE、哆啦A梦、蜡笔小新、灌篮高手等，合作客户更是遍布全球，有华纳集团、Hello Kitty集团、招商银行、乐天集团、腾讯集团、强生集团、光明集团、中国邮政、伊利集团、雀巢集团、屈臣氏、肯德基、麦当劳、全家和康师傅等。

　　疗愈服务方在整个疗愈经济全景图中处于中心位置，它连接着疗愈提供方、空间方、周边厂商、个体用户和群体用户，同时也为每个角色赋能，使其可以获得更多的经济效益。疗愈服务方的发展是疗愈经济腾飞的重要保障，相信在不久的将来会有越来越多的人投身到疗愈服务方这个角色中来，为疗愈经济的发展贡献自己的力量。

6

疗愈市场的
未来与展望

6.1 爆发式增长的疗愈市场需要规范

随着生活节奏的加快和工作压力的增大，消费者越来越注重身心健康。疗愈市场提供的各种疗愈服务，能够帮助消费者缓解压力、提高生活质量，因此受到广泛欢迎。许多疗愈提供方、周边厂商、空间方和疗愈服务方看准了疗愈市场的发展，纷纷涌入这个领域。

一方面，疗愈品牌、产品和服务的涌现为消费者提供了更多的选择，进一步推动了疗愈经济的增长；另一方面，市场上的疗愈产品和服务质量参差不齐，各个疗愈品牌并没有把精力放在自身的产品和服务上，而是更注重营销和宣传，这虽然能够带来短期的利益，但是长期来看会影响用户对于疗愈的体验，最终阻碍整个疗愈经济的可持续发展。

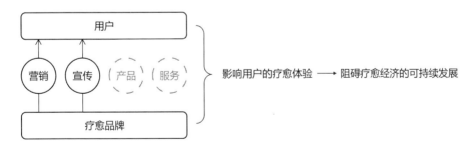

就以笔者创立的品牌"愈到"在全国举办的疗愈节来说，就有不下10个品牌在全中国不同的地区模仿，不只是活动形式上的模仿，连

宣传海报、宣传文案都有90%以上的抄袭。许多朋友建议笔者诉诸法律，但是考虑到有越多的人从事疗愈行业，有越多的活动让个体用户和群体用户去体验，就越有利于扩大疗愈经济的市场规模，就算笔者团队的人数再多，也无法覆盖全国这么多的省市和地区，所以笔者并没有阻止和诋毁这些疗愈行业的后辈，反而会默默地给予他们支持。

面对模仿和抄袭，笔者并不动怒，这让所有的好友与合作伙伴感到钦佩。但有一个抄袭事件，让笔者的情绪有了波动，那就是在2024年1月6日，笔者举办"愈到·全球疗愈峰会"时，在同一时间、同一家酒店，也有一个机构举办"全球疗愈峰会"，笔者刚收到这个消息时非常震惊，虽然笔者没有将"全球疗愈峰会"注册商标和版权，但是同名的活动在同一时间、同一家酒店举办，着实让人奇怪。

笔者的第一反应是：是不是恰好同名而已？但是通过酒店的预订记录得知，对方是12月15日左右预订的会议室，而笔者是在11月就预订了活动场地，这着实让人怀疑，对方是不是来蹭流量的？

为了明确这个推断，笔者让酒店查询了对方租用会议室的面积，发现只有120平方米而已，而笔者租用了近1700平方米的场地。也就是说，对方用了笔者7%的场地面积要做一场同名的全球疗愈峰会，而且就在笔者租用场地正对面的一个小会议室中，这太让人匪夷所思了。

当笔者质问酒店为何会允许对方开办同样主题会议时才发现，对方申请时的主题是"某空间的发布会"，在12月20日左右才改成"全球疗愈峰会"，这就基本坐实了对方是蓄意抄袭。

不过笔者经谨慎考虑，还是相信人性本善，抱着一丝幻想，觉得可能只是巧合而已，但是当看到对方的宣传海报时，抄袭的行为可以被完全认定了。因为笔者举办的"愈到·全球疗愈峰会"主题是"共建疗愈市场·共享疗愈经济"，而对方的主题是"共建疗愈经济·共享疗愈资源"。中国汉字约有10万个之多，对于一个有12字的主题，其可能的组合有上万亿种可能，想不到两个主题中竟然有10个字相同，一位数学系教授笑着和我说："发生这个概率的情况，就好比一个人走在路上被一个陨石坠落砸中竟然不死，站起来后又被一道闪电劈中了还不死，站起来捡到了一张彩票中了特等奖"。

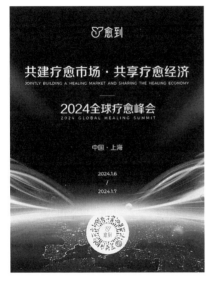 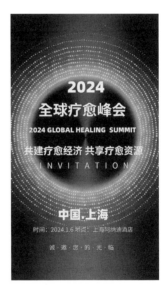

"愈到·全球疗愈峰会"海报　　　　　　　　　　其他海报

　　如果是有助于疗愈经济发展的抄袭，笔者是完全赞同的，但是这样在同一时间和地点，举办同样名称和主题相似度极高的峰会，这已经不仅仅是抄袭，而是为了"蹭流量"。如果是为了自己空间的知名度而蹭流量也就罢了，在1月6日当天，笔者邀请的澳大利亚米尔塔波拉大学的学术交流部负责人Thomas，一出电梯就被邀请去了那个120平方米的会议室，陪同Thomas的同声传译给笔者发信息，说已经坐到了最后一排，笔者坐在1700平方米的会场第一排中央，收到短信后就安心地继续参与峰会。想不到一小时后，同声传译给笔者打电话，说走错会场了，笔者急忙安排人员对接，幸好没有耽误Thomas的发言。

明知自己没有外宾参与，却还让笔者邀请的外宾在其会场中呆坐一小时；峰会期间至少有二十余次尝试混入会场；还在茶歇期间，见到笔者邀请的分享嘉宾就邀请去自己的小会议中分享，嘴上一直说着"都是疗愈峰会，差不多的"，导致许多嘉宾向酒店投诉。

这一举一动，无非想蹭笔者峰会的专家和嘉宾资源，为自己的空间引流，着实让人感到厌恶。但这一件小事足以证明：越来越多的人看好疗愈经济，而整个疗愈市场需要加强市场监管，只有规范的发展才能确保疗愈经济的可持续发展。

除了"愈到·全球疗愈峰会"上的这出闹剧外，爆发式增长的疗愈市场还有许多问题需要规范，首要问题就是疗愈提供方的考证问题。在中国人的传统观念里，有证书的疗愈师才是真正合格的疗愈师。2022年开始，市场上充斥着各种疗愈师的证书。这些证书含金量极低，学习的疗愈内容和方法都与实践相去甚远，而且几乎是给钱就能拿到证。从某种角度看，它确实满足了国人对于证书的需求，但是从整个疗愈经济的角度来说，用户花钱获得证书的目的并不是证书本身，而是想通过学习成为一名真正的疗愈师，不但疗愈自己，还能给他人提供疗愈服务。当用户满怀期待地交了学费之后，获得的仅仅是脱离实际的虚假知识和一张盖有红章的证书，那么用户真正的底层需求并没有得到满足，而且还会让用户产生"疗愈行业不规范"的观念，受了伤的用户很有可能从此不再投身于疗愈行业，甚至还会对亲朋好友说："别疗愈了，疗愈都是骗人的。"

在笔者创立"愈到"品牌后，至少有5家机构希望与笔者合作，希望以"培训＋颁证"的方式快速赚钱，笔者一口回绝了，因为没有精力去做"培训"这件专业的事，也没有可靠的"证书"去颁发。但是笔者一直在寻找一个能够真正完成"培训＋颁证"这个专业服务的机构，毕竟最权威的人力资源和社会保障部都没有疗愈类相关证书，略微相关的心理咨询师证书早在几年前就已经撤销，而每天都有数十名用户及疗愈提供方询问笔者："有没有疗愈师专业培训和考证？"

到了2023年末，笔者终于找到了可以有专业培训和权威证书的机构了——上海市心理学会（Shanghai Psychological Society）。这是上海市心理学工作者自愿组成的学术性非营利性社会团体法人。其宗旨是遵守国家法律、法规和政策，遵守社会道德风尚，宣传辩证唯物主义科学理论，坚持实事求是的科学态度，贯彻"百花齐放、百家争鸣"的方针，充分发扬学术民主，团结广大心理学工作者，开展学术活动，进行学术上的自由讨论，以促进我国心理科学的繁荣和发展，促进心理科学知识的普及和推广，促进心理科学人才的成长和提高，为社会主义物质文明和精神文明建设服务，为加速实现我国社会主义现代化做出贡献。

上海市心理学会临床心理与心理咨询工作委员会为了提高民众疗愈专业水平的能力，开始授予整合性艺术疗育技能证书，鼓励相关专业人员通过诗歌、戏剧、音乐、舞蹈艺术等形式，帮助个体或团体表达内心的情感和压力，从而达到疏导心理问题、提升心理健康、实现疗愈效果的目的。

经过官方认证的上海市心理学会临床心理与心理咨询工作委员会，其整合性艺术疗育培训有三大与传统培训课程不同的特征。

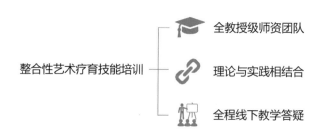

第一大特征就是师资全部是来自上海高校的教授，有中国心理学会艺术治疗学组副组长、上海戏剧学院的彭勇文教授，世界体育舞蹈联合会国际裁判、上海体育大学艺术学院的博士生导师马古兰丹姆教授，国际计算机音乐协会作品撰稿人、上海音乐学院的秦毅教授。全部是高校教授的师资阵容，确保了培训内容的可靠、权威和专业。

第二大特征是理论与实践相结合。培训课程不仅涵盖了艺术疗育的理论基础，还有丰富的实践环节。课程由四大模块组成：诗歌疗法、戏剧疗法、舞蹈疗法和音乐身心疗育。每个模块都有8个课时的理论学习和22个课时的实践，这样能确保每位学习者将学习到的内容充分地应用到现实生活中。

第三大特征是全程线下教学答疑。区别于现在市场上的线上课程，线下教学有助于深度学习的积累，学员可以面对面地将自己的问题与教授现场讨论，导师可以实时地进行回复和答疑。

笔者在与上海市心理学会临床心理与心理咨询工作委员会相关负责人交流时得知，该培训与认证将会持续地修正与迭代培训内容，并在不久的将来提交国家人力资源和社会保障部进行评审，目标就是成为全中国最权威的培训认证之一。

随着生活质量的提高和健康观念的转变，疗愈市场呈现爆发式增长，各种疗愈品牌、产品和服务的涌现满足了消费者对身心健康的需求。然而，市场的快速扩张也带来了一些问题，如服务质量参差不齐、市场准入门槛低、虚假宣传等。因此，规范疗愈市场势在必行。笔者将竭力推广正规的培训与认证、帮助组织和建立行业标准、规范市场准入门槛、联合有关部门打击虚假宣传，从而促进疗愈市场的健康发展，为消费者提供更优质的疗愈服务，确保疗愈经济的可持续发展。

6.2 七万亿疗愈市场存在巨大缺口

疗愈是否是一个值得全身心投入的行业呢？为了解决这样的问题，就需要从市场规模和持续时间这两个维度进行探讨。

从市场规模来说，根据《2022年国民抑郁症蓝皮书》[1]的数据，中国近5 000万人患有抑郁症，这个数字还在不断增长。随着社会节奏的加快和工作压力的增大，越来越多的人开始面临身心俱疲的问题。调查显示，超过60%的职场人士表示自己经常感到疲劳、焦虑和压力过大。这些问题的出现不仅会影响个人的身心健康，还会对工作和生活产生负面影响。全球范围内的数据显示，精神障碍和心理问题的患病率呈现出不断上升的趋势。全球健康研究所的报告《全球健康经济：超越新冠病毒》[2]预测，到2025年，疗愈经济的市场规模将达到7万亿美元。

从持续时间来说，当人们的生活越来越好、物质需求逐渐被满足后，人们必然会开始追求心理层面的满足，就像吃东西，以前是吃饱就行，现在去高级餐厅吃饭，真的只是吃饭吗？答案是否定的，除了吃之外，更是要享受让自己心情愉悦的环境，享受让自己放松的音乐，享受可以让自己心情舒缓的精致服务。

1　https://baike.baidu.com/item/2022%E5%9B%BD%E6%B0%91%E6%8A%91%E9%83%81%E7%97%87%E8%93%9D%E7%9A%AE%E4%B9%A6/63002640.

2　https://finance.sina.com.cn/7x24/2023-05-06/doc-imysuuwe3107346.shtml?cref=cj.

　　而人对心理层面的追求会延续多久呢？这个问题的答案取决于人类的寿命，因为人对心理层面的追求是终其一生的。根据中国国家统计局[1]的数据，2020年国人的平均预期寿命为77岁，如果按照成年人从30岁开始追求心理层面的疗愈来说，也就意味着人们在心理疗愈层面有将近50年的长期需求。

　　从以上两方面来看，疗愈市场的蛋糕无疑是巨大的。因而很多疗愈提供方、空间方、周边厂商和疗愈服务方，一直在询问笔者"如何能够从这7万亿疗愈市场中分一杯羹"，一些想进入疗愈行业的人也追问"该提供什么样的疗愈服务"。笔者的回答是："疗愈市场存在着巨大缺口，有许多创业机会。"

　　按疗愈经济全景图中的各个角色梳理，有许多的创业方向。比如疗愈提供方就是一个巨大的缺口，笔者自从事疗愈行业以来，从未停止寻找优秀的疗愈提供方。在愈到小程序中已经有冥想、瑜伽、音乐、舞动、卡牌、绘画、戏剧、芳香、编织和音钵等二十余种疗愈品类，每个品类下有数十名全国签约疗愈师，但是面对巨大的疗愈市场，经常还是会出现本地疗愈师数量不足的问题。

　　疗愈提供方不足只是疗愈市场缺口中的冰山一角，疗愈经济全景图中的每个角色都需要有专业的疗愈服务方，比如产品设计服务、品牌营销服务、内容整理服务、线下课程设计、线上社群运营和危机公关处理等。

| 产品设计服务 | 品牌营销服务 | 内容整理服务 | ...... |
| 线下课程设计 | 线上社群运营 | 危机公关处理 | |

1　https://data.stats.gov.cn/easyquery.htm?cn=C01&zb=A0305&sj=2018.

同时，在疗愈经济全景图中的每个连接就是一个创业机会，也就是说，疗愈市场中缺少大量的服务方。比如，市场上就缺少这样连接疗愈提供方和个体用户的公司：集结各个品类的疗愈提供方，在各地开办相关的疗愈集市或疗愈活动，让各地的个体用户可以体验到各种新奇的疗愈项目。这种模式可以称为"疗愈活动公司"模式，其收入来源可以是疗愈提供方的利润分成或者是个体用户支付的费用。

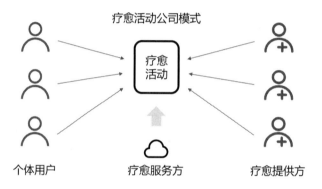

其实市场不仅缺少连接疗愈提供方和个体用户的公司，还缺少连接群体用户和疗愈提供方的公司。这类公司的前身往往是培训公司，拥有大量企业资源。以往企业的人力资源管理部门都会采购许多管理

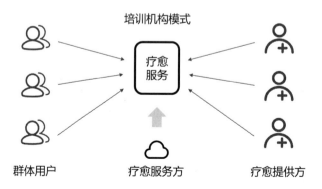

类、技能类培训，而现在则会采购更多疗愈相关的服务，甚至是公司的工会等部门也会参与采购。所以连接群体用户和疗愈提供方的公司，其收入来源往往是企业支付的费用。

还有更复杂一点的疗愈服务方做三方连接，比如给空间方提供疗愈活动策划——专门帮助空间方去召集很多的疗愈师来举办活动，并进行场地管理、活动管理、用户管理等一系列的操作。空间方希望通过举办活动来吸引个体用户，但是往往没有时间去联系多个疗愈师，更没有管理疗愈活动的方案和经验，而这就是一个巨大的商机。

对于空间方来说，越多的疗愈品类意味着有更多的选择，在举办引流活动时可以显得丰富多彩，哪怕是频繁举办活动，比如一个月举办两场，也不用担心活动内容的重复，光绘画疗愈就可以细分为水墨画、油画、水粉画、漫画、工笔画和素描等，每个细分品类下又有不同风格特色的疗愈师，这样的活动可以不断地吸引人流。但其缺点就是：空间方需要在每次活动前联系多名疗愈师，协调他们的活动时间、场地、场次和人群等信息，并根据疗愈服务的特性做场地布置；然后进行各个渠道的招生，吸引用户前来参与；在活动期间还要监督疗愈服务的执行情况，服务好疗愈师和用户，解决各种突发情况；疗愈活动结束后还需要将场地恢复原样，后期还要对用户进行回访；这些工作极为烦琐，而且并不是空间方所擅长的。如果招聘专人做这些事，至少要招聘3名员工，用人成本极高。要解决这个难题，最佳的方案就是找第三方公司进行活动外包，而这就是连接空间方、疗愈提供方和个体用户的疗愈服务方，其收入来源就是空间方给予的活动策划及执行费用。

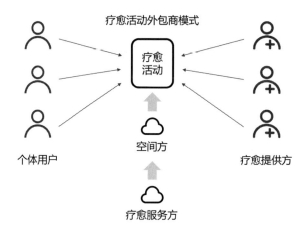

如果再进行细分，每一类空间方都需要有疗愈的完整解决方案。以酒店为例，要打造疗愈酒店就需要有完整的策划方案、执行落地的人员、场景设计与装修、环境音乐的设置、疗愈服务的设计、疗愈活动的落地和疗愈概念的营销等一系列专业服务。除了酒店类行业需要外，空间方的13个行业类别都需要这一系列服务，包括园区类、住宿类、美容类、养生类、餐饮类、书店类、展馆类、剧院类、游乐类、健身类、田园类、景区类和商场类都有着巨大的商业空间。

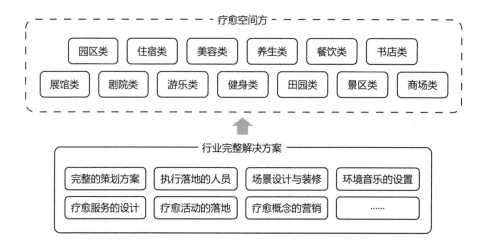

　　7万亿的疗愈市场存在着巨大的缺口，在疗愈经济全景图中还有许多商机可供人们去发现和挖掘。笔者愿意把这些价值极高的"商业机密"公之于众的原因有两个：一是自己不想做一个普通的疗愈服务方，只想做好整个疗愈经济的平台，整合所有的疗愈资源；二是中国市场非常大，自己无法服务全国这么多的省市和地区。将这些商业模式公开，就是希望有更多的创业者能够投身疗愈市场，让疗愈经济可以更快速地达到甚至超过7万亿美元。

6.3　每个城市都有一大片疗愈市场

　　"沈总，我想邀请您到杭州来办峰会！"

　　"沈总，你们能来北京办疗愈活动吗？"

　　"沈总，我在云南有一大片庄园，你看我们怎么合作？"

　　"沈总，我们在山东刚拿下一块地，我们一起来策划一下疗愈落地产业。"

　　"沈总，我在西安有四个商场、十几个楼盘，你说我们怎么合作吧！"

　　据不完全统计，在2024年1月7日"愈到·全球疗愈峰会"结束后，笔者和其他公司创始人及员工，陆陆续续收到超过500条的合作邀约，小到要举办一场疗愈节，大到市级文旅局抛来橄榄枝；近到上海本地，远到英国伦敦。这让笔者既感到欣喜，又感到忧虑。

　　欣喜的是大家都看好疗愈市场，并对疗愈经济寄予厚望。忧虑的是疗愈市场爆发式增长的同时，疗愈服务和产品的缺口巨大，而且"疗愈"这个概念并不能像电子商务那样便捷地通过网络完成服务——当用户有疗愈需求时，通常需要一个安静的空间、疗愈的背景音乐、专业的疗愈师服务、静谧的人员互动，而这些无法通过互联网购买，也无法通过快递的方式送达。

　　疗愈市场中的绝大部分产品和服务需要线下场景，而且这些线下场景并不能像旅游景点一样让人们驱车甚至坐动车三四个小时抵达，而应该遍布每个城市、每个地区和每个街道。这也就意味着每个城市都有一大片疗愈市场。

　　笔者创办的愈到平台，在2023年6月到10月的这5个月里，在国内两个城市举办了四届疗愈节（前三届都在上海举办，选址从高端园区到自然营地再到北外滩），每届疗愈节都是人山人海，每一次人数都在递增，实际到访客流平均300人次，这还是笔者未动用整合营销资源做大量推广的情况下办到的。就连场地方都感觉非常惊讶，不断问愈到的另一位创始人花爷："在大环境不佳的情况下，大家都对疗愈那么感兴趣的吗？"花爷笑着说："我在哪里，人流就在哪里。更贴切点说是，愈到在哪里，人流就在那里。"这足以证明疗愈是被广大用户所认同的。

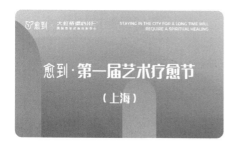
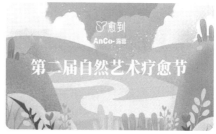
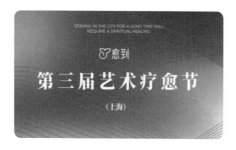

　　在总结和归纳出了疗愈节完整的流程后，2023年10月，愈到受广州网红打卡地西坊大院的邀请，去办了愈到的第四届疗愈节，也是广州地区的首届。作为一个上海本土的团队，在广州没有用户基础，更没有营销资源，去广州举办疗愈节并不是贪图广州地区的美食，而是想测试上海以外的城市是否也有疗愈市场。虽然许多朋友劝诫说当地情况不熟悉，万一招不到人会把好不容易建立起来的"愈到"招牌给砸了，笔者笑笑说："如果其他城市没有疗愈市场，愈到的品牌也就没有意义了。"

　　现实的结果是每天人流量都在400人次以上，每个用户在各个工作坊之间赶场子，生怕错过了一分钟。晚饭的时间就随便吃点外卖，然后在各种疗愈集市上寻找自己喜欢的小玩意。到了晚上的天空音乐会，更是人多得瑜伽垫都不够用了，只能站着享受。许多广州当地的用户，甚至是深圳、佛山、哈尔滨和济宁坐飞机来的用户一直盯着工作人员询问下一届在什么时间、什么地点举办。

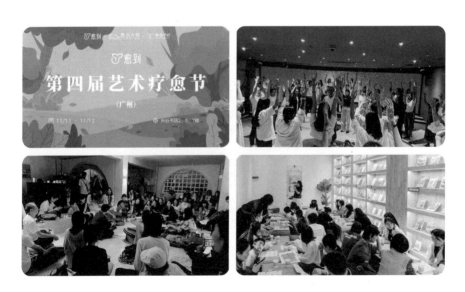

一场小小的疗愈节，和疗愈市场有什么关系呢？这需要根据疗愈经济全景图中的7个角色进行逐一探讨。

对于疗愈节的组织者，也就是疗愈服务方来说，每位参与疗愈节的用户都是需要支付门票的，也就是每天有400张门票的收入，作为疗愈服务方来说是有利润的。

对于每个来体验的个体用户来说，他们直接找到了自己想要的疗愈服务，乐此不疲。

对于群体用户来说，疗愈节有2家企业进行了团队采买，也就是把这次活动当成企业团建，这个费用远远低于企业采购专业团建的费用，但是疗愈活动形式新颖，也更加符合新生代员工的喜好。

对于疗愈提供方来说，每个疗愈工作坊是独立收费的，这也就意味着每个疗愈师都有现金收入，而且疗愈师可以找到许多目标客户群体，并引入自己的私域，方便他们后期转化其他产品和服务。

对于周边厂商来说，疗愈节期间开设了疗愈集市板块，当天有许多的疗愈周边产品售卖，一些芳香产品、疗愈乐器和文创产品一度售罄。

空间方西坊大院也很开心。虽然这么大的人流量增加了他们的工作强度，但是带动了周边商铺的销售，整体营业额有所上涨，甚至举办疗愈画展的场地在一周后就出租给了一家茶室。

对于主管部门来说，广州市番禺区的领导也莅临考察，对疗愈节活动高度赞扬，称"一边被爱滋养，一边收获喜悦和富足"。广州电视台等多家媒体都来采访报道。

四届疗愈节直接证明上海和广州是有疗愈市场的，但它们只能代表中国的一线城市有需求，那么二三线甚至是小县城是否有疗愈市场呢？从全国各地来疗愈节的人员所属地区来看，每个城市应该都有一大片疗

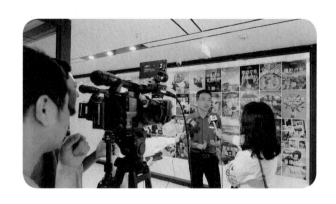

愈市场。

从拼多多公布的下沉市场数据来看，经济相对不发达的城市消费能力并不低。而且根据笔者推测，疗愈在三四线城市将会更加有市场。因为在发达的互联网平台上，不管是一二线城市还是三四线城市，大家通过短视频和直播看到的信息是一样的：马路上车水马龙、晚上灯红酒绿、商场里的商品琳琅满目，想吃什么吃什么，想玩什么玩什么，能够看到有非常良好的服务。而在现实中，三四线城市的居民没有办法享受到一二线城市的繁华，这时他们的心理落差巨大。这种心理上的落差会导致他们对生活的不满和焦虑。要消除这些不满和焦虑，让内心恢复正常，并让心灵状态更有力，他们就需要大量的疗愈服务。这些疗愈服务不一定是去参加一场颂钵课或者去享受一场音乐会，而应该来自商场、景区、门店以及生活中的方方面面。

在每个城市中，都存在个体用户、群体用户、周边厂商、疗愈服务方、空间方、疗愈服务方和主管部门，他们都需要疗愈市场中的各项产品和服务。对深度依赖线下场景的疗愈行业来说，每个城市都有一大片疗愈市场；而对已经从事和即将投身疗愈行业的人来说，这意味着大量的市场需求和疗愈经济的致富机会。

6.4 愈到，注定成为"独角兽"

从规模体量来说，疗愈拥有7万亿美元的市场；从空间角度来说，中国每个城市都有一大片疗愈市场；从时间角度来说，人的一生对于疗愈的需求将近50年；无论从哪种角度来说，疗愈市场都是有巨大发展潜力的。

面对如此庞大的疗愈经济市场，笔者创办了"愈到"。"愈到"其实也是一个特殊的疗愈服务方——作为平台连接疗愈经济全景图中的每个角色，还帮助和服务各个疗愈服务方。比如帮助"订单来了"去连接更多的空间方和个体用户，帮助MCN机构做更多的内容服务，甚至为许多创业者提供更多的疗愈创业指导。愈到尽一切可能地服务着所有能有助于疗愈经济的个体和组织，为的就是疗愈经济的蓬勃发展。

愈到被许多人称为"培养竞品的摇篮"。因为每当愈到开创了一种商业模式并开始盈利时，就会将这种商业模式的完整架构公之于众，让其他的公司来赚取这部分利润。这相当于花人力、物力和财力去开拓市场，然后将商业机密拱手相让。就拿最简单的疗愈节来说，我们会告诉各个地区想举办疗愈节的服务方，疗愈节需要由四个部分组成，包括疗愈集市、疗愈工作坊、艺术展和音乐会。对于来参加疗愈节的"学习者"，我们持有开放的态度，将所有的疗愈提供方信息全部公开。

从纯商业的角度来说就是培养"竞品",但是愈到的定位从来不是简单地获取利润,而是做"全球疗愈资源整合平台",也就是将全球每个国家和地区的疗愈经济全景图的各个角色进行资源整合。

从单个地区的疗愈资源整合来说,通过举办疗愈节、为行业头部企业制订定制化完整解决方案以及与各地文旅局的合作,筛选并整合了当地疗愈经济的各个角色,通过愈到平台专业的流程管控和品质管理,为当地的疗愈经济发展做出了重要的贡献。

从全球的疗愈资源整合来说,愈到先从疗愈提供方入手,在"愈到·全球疗愈峰会上"授予了三位来自不同国家的疗愈提供方"愈到·全球疗愈大师"的称号,分别是美国的铜锣大师唐·康列克斯、中国信念疗愈大师独脚潘和印度阿育吠陀大师 Dr. CK,并围绕这三位全球疗愈大师,计划在全球范围内做推广。

如果从愈到首次公开的活动——愈到的第一届疗愈节开始算起,愈到进入大家视野的时间是 2023 年 6 月 6 日,从那一刻开始,愈到的

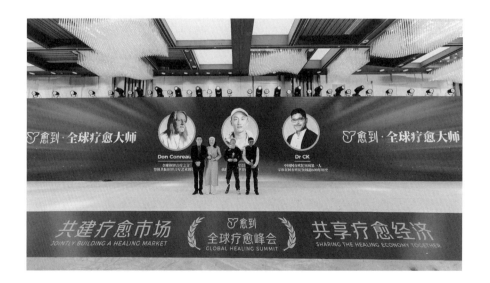

发展被许多朋友戏称为"自杀式成长"。

愈到在高端园区举办第一届疗愈节后，就有许多空间方邀约，以付费的形式采购疗愈节，但都被愈到拒绝了，愈到选择了另一个空间方来做第二届疗愈节：自然营地。据笔者了解，在园区内尚未有公司提供疗愈节的完整解决方案，也就是在"为园区举办疗愈节"这个赛道中，愈到没有竞争对手，不存在竞争对手之间的博弈和厮杀，而愈到选择了"自杀"，也就是把自己看成自己的竞争对手，让愈到2.0杀掉了愈到1.0。

同样，在第二届疗愈节获得圆满成功后，愈到3.0又"杀"了愈到2.0——从免门票的疗愈节模式演变成了收门票费的疗愈节模式，通过这种模式实现了不需要空间方的资金就可以自负盈亏地举办疗愈节，从而大大降低举办疗愈节的门槛，为将来全国各地开展疗愈节做了开创性的实验。

到了第四届疗愈节，愈到4.0又"杀"了愈到3.0——将上海的疗愈节模式搬去了广州，开了全国化提供疗愈服务的先河，并且实现了个体用户、群体用户、疗愈提供方、周边厂商、空间方的多方盈利。

愈到的每一次"自杀式成长"都没有竞争对手，但是愈到并没有进入"高枕无忧"的状态，而是心系疗愈经济发展，基于"全球疗愈资源整合平台"的定位，不断地放下自己过去的成功，为下一个更高的台阶付诸努力。

到了2024年1月6日，愈到5.0又"杀"了愈到4.0——在上海阿纳迪酒店举办了"愈到·全球疗愈峰会"，集结了来自中国、美国、德国、澳大利亚、印度和中国台湾地区的各行业顶尖的专家学者和顶级大咖，以"共建疗愈市场·共享疗愈经济"为主题举行了高峰论坛。

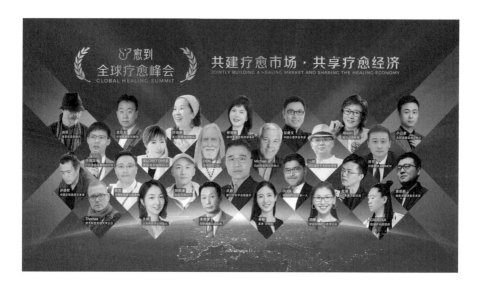

　　350名参会嘉宾来自全球各个国家和地区，包括中国香港、中国台湾、日本、韩国、英国和美国。

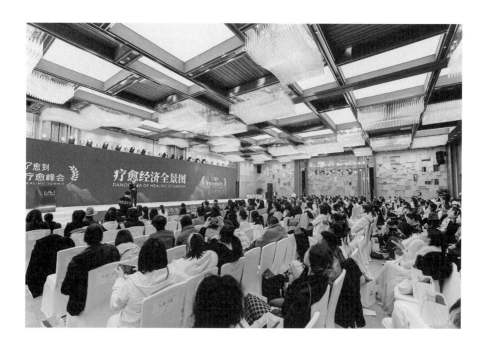

从2023年6月6日的第一届疗愈节到2024年1月6日的全球疗愈峰会，在这7个月时间里愈到已经"自杀式成长"了四次。而且在本书付梓前，愈到又规划了一次"自杀式成长"——在2024年5月31日至6月2日举办第一届疗愈博览会（简称"愈博会"）。

博览会是规模庞大、内容广泛、展出者和参观者众多的展览会。愈到举办博览会的初衷就是落实愈到平台的定位——"全球疗愈资源整合平台"，而这个疗愈博览会就是"全球疗愈产业链展示平台"。

举办第一届疗愈博览会是开创性的，它提供了巨大的平台，供疗愈提供方、周边厂商、空间方和疗愈服务方展示自己产品和服务，也给了个体用户和群体用户去采购和体验各种疗愈项目和产品的机会。但从商业角度来说，疗愈博览会也备受争议，因为许多人的利润来自"信息差"，比如一个颂钵的出厂价是2 000元，经销商卖3 000元，这就是利用了信息差赚取高额利润。但是疗愈博览会的举办并不是想损害经销商利益，而是让厂家和经销商可以有更多用户，也许单个产品的利润会下降，但是销量却可以爆发式增长，多方都可以得利。

从规模上来说，有许多行业都可以来参展，13类疗愈空间方、10类周年厂商都是疗愈博览会的重要参展单位。就以展出面积超过20万平方米的美容博览会而言，笔者在参与后发现有近50%的展商都打着"疗愈"的名义在做宣传，每年的芳香展和住宿博览会也有近6成参展商打出"疗愈"的概念。这也就意味着疗愈博览会的规模不容小觑，而且笔者只是在全球疗愈峰会上做了展会的预告，仅一句话就有20余家单位预约参展，疗愈博览会的市场认可度可见一斑。

但笔者并没有租用10万平方米的展览馆，而是把占地面积控制在了1万平方米以下，这是因为笔者想通过第一届疗愈博览会的举办寻找运营模式，如果在没有任何经验的情况下举办一场超十万平方米的博览会，那在参展商管理、用户管理、流程管理和物料管理等各方面将会有巨大的压力和风险，不利于各方的参展体验，也违背了笔者的初衷。

举办完疗愈博览会之后，愈到如何再"自杀式成长"呢？疗愈对线下场景的依赖，导致了两个问题：一是任何一场疗愈活动、疗愈峰会和疗愈展会都会有人员的上限，而中国有疗愈需求的人是数以亿计的，线下场景无法容纳如此大的人流；二是线下活动无法全年不间断地进行，用户对于疗愈的需求可能会出现在1月6日的12：00，也可能在6月6日的深夜23：00，而任何基于线下场景的疗愈活动是无法满足个性化时间需求的。基于这两个问题，愈到会在2024年开启O2O模式[1]，也就是线上线下相结合。例如，将一些可视化疗愈产品在线上展出，比如艺术家的疗愈画作、摄影照片、音视频作品和文创作品等。用户在任何时间、任何地点打开手机就能获得疗愈，并且可以对这些作品进行公开的评选，优秀的作品会拿到线下进行展览和售卖，这不但有利于疗愈经济全景图中的个体用户和群体用户，还能够帮助作为疗愈提供方的艺术家们有更多展示自己作品的机会并获得经济报酬。

完成了O2O模式的创举之后，愈到如何再次"自杀式成长"呢？

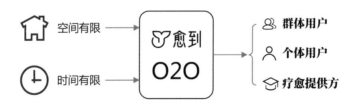

---

1 O2O：Online-to-Offline 的简称。

当愈到完成了线上和线下的全面布局之后，将会更加关注疗愈需求巨大的青少年。第一，青少年面临着来自学校和家庭等多方面的压力，这些压力可能导致他们出现焦虑、抑郁、自卑等心理问题；第二，青少年时期是建立人际关系的重要阶段，他们可能会面临与家人、朋友、同学之间的冲突和矛盾；第三，青少年时期还是建立自我认同的关键期，他们开始思考自己的身份、价值等问题，如果在这个过程中出现困惑或矛盾，就需要疗愈来帮助他们探索自己的内心世界；第四，青少年时期的情绪波动较为频繁，可能会因为一点小事情而大发雷霆或陷入沮丧，这种情绪的不稳定性可能会对他们的心理健康造成影响，需要疗愈来帮助他们调节情绪；第五，一个青少年的背后是一个家庭，如果一个青少年出现了相关的问题，受影响的就是兄弟姐妹、爸爸妈妈、爷爷奶奶、外公外婆等各个亲属。

愈到从2024年开始针对青少年做亲子疗愈分享与疗愈沙龙体验，并且为了能够服务更多的青少年及其家庭，将会通过全国各地的公益讲座，让青少年及其家庭了解青少年心理问题的根源与解决方案；并结合疗愈沙龙体验，让青少年及其家庭通过绘画、舞动、冥想、卡牌等疗愈方式清理内心淤堵、让内心恢复正常、让心灵状态更有力。

青少年

心理压力问题
人际关系问题
自我认同问题
情绪波动问题
影响整个家庭

愈到公益

完成了愈到公益之后，愈到如何再次"自杀式成长"呢？在2026年，愈到将把中国的疗愈带向全球。毕竟愈到的定位是"全球疗愈资源整合平台"，不仅要将中国以外的疗愈资源带入国内，也需要将中国的疗愈带出中国、走向全球。这不仅仅是将一些疗愈的产品和服务卖到国外那么简单，而是将中国疗愈的成功模式及疗愈理念以文化输出的方式带到全世界，并吸引国外的疗愈从业者与疗愈机构来国内参访学习，从而引领全球的疗愈经济发展。

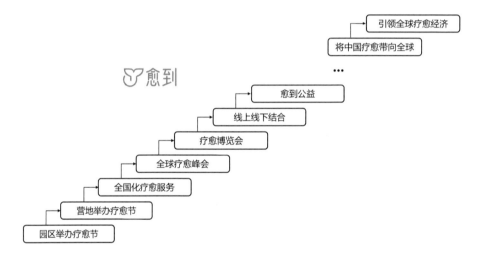

美国的风险投资公司牛仔基金（Cowboy Ventures）的创始人李艾琳（Aileen Lee）于2003年提出了"独角兽企业"的概念，用以形容那些能够迅速成长并在上市前就能获得巨大投资回报的创业企业。"独角兽企业"已经成为市场上具有强大竞争力和快速增长潜力的企业的代名词，它往往预示着新产业的出现以及市场格局的变化。之所以比喻为独角兽，是因为它象征着稀有和高贵。

笔者在2024年1月就收到了6位投资人的青睐，他们一致认可疗愈行业前景以及愈到的独角兽特征，希望投资"愈到"。笔者在非常感谢这些投资人认可的同时，也一一拒绝了投资。虽然疗愈经济与"经济"密切相关，需要资金来维持各项活动及发展，但如果只追求金钱利润，那么愈到将不会萌生公益的想法，也不会做"自杀式成长"，更不会自愿背上"将中国疗愈带向全球，并引领全球疗愈经济"的使命。笔者对愈到有着非常宏大的战略规划，每一步都有着相对应的时间节点，利润只是确保愈到可持续发展的必备基础，而非目标。"自杀式成长"会逐步变成愈到发展过程中的一个基础特性，而这些成长历程都会以书籍的方式进行记录并出版传播，让更多的人见证愈到的成长与疗愈经济的腾飞。

图书在版编目(CIP)数据

疗愈经济/沈君著.—上海：复旦大学出版社,2024.5(2025.2 重印)
ISBN 978-7-309-17412-0

Ⅰ.①疗…　Ⅱ.①沈…　Ⅲ.①医疗保健事业-研究-中国　Ⅳ.①R199.2

中国国家版本馆 CIP 数据核字(2024)第 088567 号

疗愈经济

沈　君　著

责任编辑/张美芳

复旦大学出版社有限公司出版发行
上海市国权路 579 号　邮编：200433
网址：fupnet@ fudanpress.com　http://www.fudanpress.com
门市零售：86-21-65102580　团体订购：86-21-65104505
出版部电话：86-21-65642845
上海四维数字图文有限公司

开本 787 毫米×960 毫米　1/16　印张 12.75　字数 147 千字
2024 年 5 月第 1 版
2025 年 2 月第 1 版第 3 次印刷

ISBN 978-7-309-17412-0/R・2099
定价：39.00 元